C.H.BECK ■ **WISSEN**

Die rein pflanzliche Ernährung findet zunehmend ein stärkeres öffentliches und ein beginnendes politisches Interesse. Einige Experten sind sogar davon überzeugt, dass der Veganismus bereits vor Ende dieses Jahrhunderts aus gesundheitlichen Gründen, gesellschaftlichen Überlegungen sowie aus ökologischen Erfordernissen und ethischen Anliegen die einzig vertretbare und daher dominierende Ernährung sein wird.

Der renommierte Ernährungswissenschaftler Claus Leitzmann stellt Entwicklung und Formen des Veganismus dar und untersucht die Motive von Veganern. Detailliert setzt er sich mit den dokumentierten Vorteilen und den potenziellen Risiken des Veganismus auseinander und liefert so allen, die mit dem Gedanken spielen, sich vegan zu ernähren, eine fundierte Basis für eine vernünftige Entscheidung über das zukünftige Ernährungsverhalten. Dabei berücksichtigt er auch den Einfluss veganer Ernährung auf ernährungsmitbedingte Erkrankungen. Abschließende Ausführungen gelten der praktischen Umsetzung einer veganen Ernährungsweise.

Prof. Dr. *Claus Leitzmann* ist Biochemiker und Ernährungswissenschaftler und leitete zuletzt das Institut für Ernährungswissenschaft der Universität Gießen. Seine langjährigen Tätigkeiten an Universitäten in den USA, Thailand und China sowie eine Vielzahl von Veröffentlichungen begründeten sein internationales Renommee. Leitzmann erhielt den Zabelpreis für Krebsprävention und den Preis der Broermann Stiftung für präventive Ernährung. Bei C.H.Beck sind von ihm lieferbar: *Vegetarismus. Grundlage, Vorteile, Risiken* (⁴2012); *Die 101 wichtigsten Fragen: Gesunde Ernährung* (²2013).

Claus Leitzmann

VEGANISMUS

Grundlagen, Vorteile, Risiken

Unter Mitarbeit von Markus Keller
und Stine Weder

Verlag C.H.Beck

Mit 1 Abbildung und 20 Tabellen

Originalausgabe
© Verlag C.H.Beck oHG, München 2018
Satz: C.H.Beck.Media.Solutions, Nördlingen
Druck: Druckerei C.H.Beck, Nördlingen
Umschlaggestaltung: Uwe Göbel, München
Printed in Germany
ISBN 978 3 406 72684 2

www.chbeck.de

Inhalt

Vorwort

Die derzeitige Situation unseres Planeten und seiner Bewohner ist durch eine Reihe von Problemen gekennzeichnet, zu deren Lösung ein grundsätzliches Umdenken und Umlenken erforderlich ist. Ein maßgeblicher Teil dieser Probleme hängt mit unserer Ernährung zusammen. Neben der kritischen Gesundheitssituation in Wohlstandgesellschaften, dem Widerspruch von Nahrungsverschwendung einerseits und fast einer Milliarde Menschen, die Hunger leiden, andererseits, finden dramatische ökologische Veränderungen statt, wie Klimawandel, Regenwaldabholzung, Monokulturen und Massentierhaltung. Dadurch findet das Thema pflanzliche Ernährung zunehmend ein stärkeres öffentliches und ein beginnendes politisches Interesse. Bereits seit mehreren Jahrzehnten werden pflanzlich betonte Ernährungsformen nicht nur in wissenschaftlichen Fachgremien diskutiert, sondern auch in zunehmendem Maße in Form vegetarischer und veganer Ernährung praktiziert. In den letzten Jahren gibt es ein stetig wachsendes Interesse an der veganen Ernährung.

Die berechtigte Frage, ob eine vegane Ernährung mit Risiken verbunden ist, kann heute in differenzierter Weise anhand der vorliegenden wissenschaftlichen Erkenntnisse beantwortet werden. Aufgrund fehlender Daten basierten früher die Antworten meistens auf Einzelfällen sowie auf einer Mischung aus Spekulationen, Vorurteilen und theoretischen Überlegungen.

Inzwischen gibt es vielfältige wissenschaftliche Daten, die belegen, dass bereits eine pflanzlich betonte, besonders aber eine vegetarische oder vegane Ernährungsweise günstige Wirkungen auf die Gesundheit ausüben. Fundierte Aussagen auf Basis der wissenschaftlichen Fakten können bestehende Vorbehalte beseitigen. Die potentiellen Vorteile einer veganen Ernährung machen diese Kostform für immer mehr bewusst lebende Menschen zur Ernährungsweise ihrer Wahl. Die häufig auftretenden Lebensmittelskandale, die zu über 90% mit Produkten vom Tier verbunden sind, beunruhigen die Menschen und tragen ebenfalls dazu bei, sich pflanzlich zu ernähren. Auch die Ratlosigkeit der modernen Medizin bei bestimmten Gesundheitsstörungen sowie der unbefriedigende Zustand unseres Gesundheitssystems begünstigen den Trend zum Veganismus.

Es liegen wenige Fachbücher, viele Ratgeber und eine inzwischen unüberschaubare Anzahl von Kochbüchern zum Veganismus vor. In dem vorliegenden Buch sollen unter anderem die teilweise widersprüchlichen Aussagen zum Veganismus geklärt werden. Die dokumentierten Vorteile und die potentiellen Risiken des Veganismus werden auf einer wissenschaftlichen Basis dargestellt, die eine fundierte Entscheidung für das zukünftige Ernährungsverhalten erlaubt.

Einige Experten sind davon überzeugt, dass der Veganismus bereits vor Ende dieses Jahrhunderts aus gesundheitlichen Gründen, gesellschaftlichen Überlegungen sowie aus ökologischen Erfordernissen und ethischen Anliegen die einzig vertretbare und daher dominierende Ernährung sein wird.

Hinweise zur Schreibweise

Im Text gelten viele Aussagen für Vegetarier und Veganer gleichermaßen. In manchen Fällen wird dafür zusammenfassend der Begriff «Pflanzenesser» und für deren Kost «pflanzliche Kost/pflanzliche Ernährung» verwendet.

Menschen, die Fleisch essen, werden als «Mischköstler» bezeichnet oder als Menschen die eine «konventionelle Kost» verzehren.

Der Begriff «vollwertig» steht im Sinne der Gießener Konzeption der Vollwert-Ernährung für eine zeitgemäße, abwechslungsreiche, nährstoffreiche, präventive, gesunderhaltende, regional, saisonal und kulturell orientierte, bezahlbare, umweltfreundliche und damit nachhaltige, zukunftsfähige Kost/Ernährung.

Aus Gründen der besseren Lesbarkeit wird für die Bezeichnung weiblicher und männlicher Formen nur die männliche Form verwendet, wobei selbstverständlich Männer und Frauen gleichermaßen einbezogen sind.

I. Einführung

Den Begriff «Veganismus» gibt es erst seit 1944. Davor wurden Menschen, die sich rein pflanzlich ernährten, meist den Vegetariern zugeordnet. Besonders der Hinduismus und der Buddhismus lehnten den Verzehr von Produkten getöteter Tiere ab. Die entscheidenden Beweggründe waren das Prinzip, anderen Lebewesen keinen Schaden zuzufügen, sowie der Glaube an die Seelenwanderung und/oder eine Wiedergeburt.

Der Veganismus ist ein Lebensstilkonzept, das mehr als die Auswahl und Zubereitung von Lebensmitteln umfasst. So werden in der Regel alle Produkte gemieden, für die Tiere herangezogen oder gar getötet werden, wie Leder, Wolle oder Daunen. Veganismus befasst sich darüber hinaus mit weiteren Aspekten wie körperliche Aktivität, Umgang mit Suchtgiften, die Welternährungslage, Umweltanliegen und vor allem Tierrechten. Früher wurden Vegetarier und besonders Veganer nicht nur belächelt, sondern verspottet. Sie galten als kränkliche, schwache, mangelernährte und irregeleitete Sektierer, die sich aus scheinbar sentimentaler Tierliebe heraus den Zwang auferlegen, auf tierische Produkte zu verzichten. Kurz, sie erweckten Misstrauen. Eine Ernährung ohne tierisches Protein wurde gerade von der Wissenschaft als undurchführbar erachtet.

In der Blüte der Vollwert-Ernährung in den 1980er und 1990er Jahren hat sich in Deutschland der Fleischkonsum um etwa 10% reduziert und ist bis heute relativ konstant bei etwa 60 kg pro Person und Jahr geblieben. Insbesondere der jüngere, überwiegend weibliche Anteil der Bevölkerung trägt zur weiter steigenden Verbreitung der pflanzlichen Lebensweise bei. Immer mehr Prominente aus Sport, Kunst, der Unterhaltungsindustrie und Politik praktizieren eine vegane Lebensweise.

In der Bevölkerung gab und gibt es immer noch die Befürchtung, dass der Veganismus zu einer Unterversorgung mit verschiedenen Nährstoffen führt. Dieser Glaube speist sich aus verschiedenen Quellen, nicht zuletzt aus Verlautbarungen der Wissenschaft, die eine Ernährung ohne tierische Lebensmittel als Lieferanten von beispielsweise Protein, Eisen und Vitamin B_{12} als Mangelernährung erachten.

In der Vergangenheit beruhten diese Aussagen nur teilweise auf Daten aus wissenschaftlichen Studien, oft hingegen auf Vermutungen, Vorurteilen oder Einzelfällen. Den wenigen Wissenschaftlern, die sich für eine pflanzliche Ernährung aussprachen, wurde Unwissenschaftlichkeit und Dogmatismus oder eine fehlgeleitete Weltanschauung nachgesagt. Außerdem wurde diesen eher störenden Querdenkern unterstellt, dass sie mit ihren Ansichten und Überzeugungen zur Verunsicherung der Bevölkerung beitragen. Tatsächlich zeigten die wenigen existierenden Studien zum Veganismus aber nur, dass schwere Mangelerscheinungen, insbesondere aufgrund von Vitamin-B_{12}-Mangel, lediglich in Ausnahmefällen oder bei extremer und einseitiger veganer Ernährung auftraten.

Inzwischen hat sich auch hier das Bild stark verändert. Zunehmend wuchs das Interesse der Wissenschaftler an dieser in westlichen Ländern ungewöhnlichen Ernährungsweise. Die zunehmende Zahl an Untersuchungen mit Veganern lieferte dann den wissenschaftlichen Beweis dafür, dass sich in fast allen Fällen das Gegenteil dessen zeigte, was zunächst vermutet oder auch befürchtet wurde.

Die Wissenschaft konnte in einer Reihe von teilweise groß angelegten Studien überzeugend nachweisen, dass eine gut zusammengestellte vegane Ernährung – zumindest bei Erwachsenen – eine bedarfsdeckende bis optimale Versorgung mit allen Nährstoffen sichern kann. Eine Ausnahme bildet Vitamin B_{12}, das in Form angereicherter Lebensmittel, als Supplement oder als Vitamin-B_{12}-haltige Zahnpasta zugeführt werden muss.

Der am häufigsten genannte Grund, keine von Tieren stammenden Produkte zu verzehren, hat sich in den letzten Jahren geändert. Früher waren es eher gesundheitliche Beweggründe, heute sind es ethische Anliegen, die bei der Entscheidung für Veganismus im Vordergrund stehen. Wer konsequent über die

Zusammenhänge unserer Lebensgrundlagen nachdenkt, kommt häufig zu dem Ergebnis, dass aus ethischen Gründen der Veganismus die einzig verantwortbare Ernährungsweise ist.

Aus gesundheitspolitischer Sicht bleibt der wichtigste Faktor bei veganer Kost das präventive Potential gegenüber Krankheiten. So wird auch von der etablierten Medizin inzwischen erkannt, das eine pflanzliche Ernährung in erheblichem Maße dazu beitragen kann, ernährungsmitbedingten Erkrankungen wie Übergewicht, Diabetes mellitus Typ 2, Fettstoffwechselstörungen, Atherosklerose, Herz-Kreislauf-Erkrankungen, Bluthochdruck und einzelne Krebskrankheiten vorzubeugen. Diese Erkenntnisse haben dazu geführt, dass inzwischen von einigen Medizinern und Krankenkassen aus gesundheitsprophylaktischen Gründen eine vegane Ernährung ausdrücklich empfohlen wird. Auch in therapeutischer Sicht zeigen Studien Erfolge durch eine pflanzliche Ernährung, etwa bei Übergewicht, Diabetes mellitus Typ 2, Fettstoffwechselstörungen und Herz-Kreislauf-Erkrankungen.

Die besorgniserregende Zunahme vieler Zivilisationskrankheiten belastet nicht nur den einzelnen Menschen und seine Angehörigen, sondern unser gesamtes Gesundheitssystem in erheblichem Ausmaß. Zahlreiche wissenschaftliche Untersuchungen haben die Zusammenhänge zwischen diesen Erkrankungen und der Lebensweise des bewegungsarmen Wohlstandsbürgers weltweit aufgezeigt. Dabei spielt die Ernährung eine entscheidende Rolle, denn die Behandlung ernährungsmitbedingter Krankheiten erfordert in Deutschland mit etwa 80 Milliarden Euro fast ein Drittel des gesamten Gesundheitsbudgets. Hier könnte durch eine vegane Ernährungsweise deutlich mehr als die Hälfte dieser Ausgaben eingespart werden.

Es bedarf keiner weiteren Ursachenforschung, um unsere derzeitigen Erkenntnisse gezielt umzusetzen. Durch Prävention lassen sich gesundheitliche Schädigungen verhindern oder verzögern sowie das Risiko des Auftretens einer Krankheit vermindern. Prävention leistet einen entscheidenden Beitrag zur Senkung von Krankheitshäufigkeit, Behinderungen und vorzeitigem Tod.

Die von vielen Experten und Organisationen geführte gesellschaftliche Diskussion über einen nachhaltigen oder zukunftsfähigen Umgang mit unseren Ressourcen und der bereits in Mitleidenschaft gezogenen Umwelt findet inzwischen weltweit statt. Es sind besonders die wohlhabenden Menschen, die ihren Lebensstil ändern müssen, bevor durch ein zu spätes Handeln wesentlich schmerzhaftere Kurskorrekturen erforderlich werden. Die konstant bleibende Anzahl an Hungernden, die allgemeinen Umweltbelastungen, die von Menschen verursachten Klimaveränderungen und die ernsthaften Auseinandersetzungen um die Ressourcen der Erde, inklusive Lebensmittel und Wasser, sind die eigentlich drängenden Herausforderungen der Menschheit.

So ist immer deutlicher zu erkennen, dass die Situation vieler Menschen in materiell armen Ländern, die zu mittellos sind, um sich die vorhandenen Lebensmittel zu kaufen, auch mit unserem Lebensstil und besonders mit unserer Ernährungsweise sowie den derzeitigen Bedingungen der Weltwirtschaft zusammenhängt. Unsere Nutztiere werden mit Ackerfrüchten aus diesen Ländern gefüttert, die den Menschen dort als Grundnahrungsmittel dienen könnten, etwa Sojabohnen, Getreide oder Hülsenfrüchte. Veganer sind an diesen unverantwortlichen Praktiken kaum beteiligt.

Die Umweltbelastungen der Landwirtschaft stammen überwiegend aus der Tierproduktion. Neben dem Einsatz von Tierarzneimitteln, die teilweise in die Umwelt gelangen, führt die Entsorgung der Tierexkremente zu erheblichen Belastungen des Grundwassers. Der Ausstoß von Klimagasen aufgrund von Tierhaltung, vor allem von Methan durch Wiederkäuer sowie von Lachgas, trägt weltweit mehr zur Schädigung des Klimas bei als der gesamte Verkehrssektor.

Das Potential der Erde ist mehr als ausreichend, um alle Menschen derzeit und in Zukunft bedarfsgerecht zu ernähren. Durch den Anbau von Futtermitteln wird etwa ein Drittel der Weltackerfläche in Anspruch genommen. Diese Fläche könnte für den Anbau von pflanzlichen Lebensmitteln für den Menschen genutzt werden und einen entscheidenden Beitrag zur weltweiten Nahrungssicherheit leisten.

Der Einsatz von Ressourcen wie Energie für die Produktion und Verarbeitung tierischer Nahrungsmittel liegt um ein Vielfaches höher als für pflanzliche Lebensmittel. Gleiches gilt für den Wasserbedarf. Schon heute gibt es ernste Auseinandersetzungen bei den Nutzungsrechten der vorhandenen Wasservorräte. Zukunftsforscher sehen in diesen Entwicklungen eine wachsende Ursache für Bürgerkriege und militärische Konflikte, die wiederum zu noch größeren Flüchtlingsbewegungen führen.

Durch eine vegane Ernährung können diese gravierenden Probleme zumindest teilweise deutlich entschärft werden. Studien belegen mit überzeugenden Daten, dass sich in allen Problembereichen Verbesserungen durch einen veganen Lebensstil erreichen lassen.

II. Kennzeichen veganer Ernährungs- und Lebensweisen

1. Begriffe und Definitionen

Der Veganismus ist für viele Mischköstler oftmals nicht klar abgrenzbar vom Vegetarismus und nur teilweise in allen seinen Ausprägungen bekannt. Auch Anhänger des Veganismus haben unterschiedliche Auffassungen, was die konkrete Ausgestaltung ihrer Ernährungsweise betrifft. Nicht jeder, der sich als Veganer bezeichnet, ist dies auch aus naturwissenschaftlicher oder philosophischer Sicht.

Um die Entstehung des Begriffs «vegan» zu erklären, muss zunächst der Ursprung der Bezeichnung «vegetarisch» beschrieben werden. Der Ausdruck «Vegetarismus» taucht erstmals etwa um 1850 im Sprachgebrauch auf, obwohl vegetarische Gemeinschaften bereits in der Antike existierten.

Mehrheitlich wird angenommen, dass der Begriff «Vegetarier» vom lateinischen *vegetare* (= beleben) bzw. *vegetus* (= frisch, lebendig, belebt) abgeleitet wurde. Somit kennzeichnet den Vegetarismus im ursprünglichen Sinne eine *lebendige* und *belebende*

Ernährungs- und Lebensweise, in der neben pflanzlichen Lebensmitteln nur solche Produkte verzehrt werden, die vom lebenden Tier stammen, wie Eier, Milch und Honig. In diesem Sinne verstand der Philosoph Pythagoras (Griechenland, 570–510 v. Chr.), der Begründer des ethischen Vegetarismus, die fleischlose Kostform.

Als weiterer Ursprung von «Vegetarier» wird auch das englische Wort «vegetable» (= pflanzlich, Gemüse) genannt, doch dieses lässt sich ebenfalls auf das lateinische Wort *vegetare* zurückführen. Seit etwa 1880 setzte sich der Begriff «Vegetarismus» auch im deutschen Sprachraum als Bezeichnung für die fleischlose Kostform durch.

Der Begriff «vegan» entstand im Jahre 1944. Der «milchfreie Vegetarier» Donald Watson (Großbritannien, 1910–2005) organisierte ein Treffen mit fünf Gleichgesinnten in London. Er schlug den Ausdruck «vegan» vor, eine Zusammenziehung aus der Bezeichnung «*veg*etari*an*». Zusammen mit Elsie Shrigley (1899–1978) gründete Donald Watson im selben Jahr in seiner Heimatstadt Leicester die *Vegan Society* und veröffentlichte erstmals die Quartalszeitschrift *The Vegan News*.

2. Formen veganer Ernährung

Der Veganismus ist prinzipiell eine homogene Ernährungsweise, aber es gibt Abweichungen. Diese zeigen sich vornehmlich in der Auswahl und Zubereitung der Lebensmittel sowie in den zugrunde liegenden Motiven. So werden einige der alternativen Ernährungsweisen (z. B. die Ernährung im Ayurveda und in der Traditionellen Chinesischen Medizin, die Mazdaznan-Ernährung) ebenfalls als vegane oder fast vegane Varianten praktiziert, auch wenn diese sich aus ihrem Selbstverständnis heraus nicht dem Veganismus zuordnen.

Konsequente Veganer, die auch als strenge, strikte oder traditionelle Veganer bezeichnet werden, praktizieren die definitionsgemäße Umsetzung der veganen Lebensweise. Dabei wird ausschließlich pflanzliche Nahrung verzehrt, sämtliche Nah-

Tabelle 1: Produkte und Erzeugnisse von Tieren, die von konsequenten Veganern nicht verwendet werden (Auszug)

Honig	Gelatine (zur Klärung von Weinen und
Bienenwachs	Säften)
Felle	Kollagen (zur Gewinnung von Gelatine)
Leder	L-Cystein (aus Federn oder
Hornprodukte	Schweineborsten)
Wolle	Aromen (aus Milchfett, Molke und
Federn	weiteren tierischen Rohstoffen)
Dauen	Farbstoff E120 (echtes Karmin aus
Perlen	weiblichen Schildläusen)
Perlmutt	Chitin (zur Herstellung von
Seide	Glucosamin)
Seidenextrakt	Vitamin D (wenn aus Wollfett
(in Kosmetika aller Art)	gewonnen)

Tabelle 2: Handlungen und Einrichtungen, die konsequente Veganer als Ausbeutung von Tieren einordnen und deshalb ablehnen

Tierversuche aller Art	Hahnenkämpfe
Jagd	Zoos
Haltung von Nutztieren	Vivarien
Tiere im Zirkus	Delphinarien
Pferdesport	Aquarien
Hunderennen	

Tabelle 3: Globale gesellschaftliche Anliegen, für die sich konsequente Veganer einsetzen

Gesundheit fördern	Fairen Handel praktizieren
Tierrechte umsetzen	Importe von Futtermitteln begrenzen
Massentierhaltung abschaffen	Agrarsubventionen abschaffen
Ökologische Landwirtschaft fördern	Rodung von Regenwäldern beenden
Regionale und saisonale Erzeugnisse	Umweltschutz praktizieren
bevorzugen	Wasser sparen
Welthungerproblem lösen	Natürliche Ressourcen schonen

rungsmittel tierischer Herkunft werden hingegen gemieden. Außerdem verwenden konsequente Veganer keine von Tieren stammenden Produkte sowie keine Erzeugnisse, die tierische

Produkte enthalten oder bei ihrer Herstellung damit in Kontakt kamen. Die Liste der betroffenen Artikel ist lang, trotzdem aber nicht vollständig (Tab. 1).

Des Weiteren sind viele der konsequenten Veganer gegen Handlungen und Einrichtungen, die in ihren Augen die Ausbeutung oder gar den Missbrauch von Tieren bedeuten, in allen entsprechenden Handlungen und Einrichtungen (Tab. 2).

Schließlich setzen sich viele konsequente Veganer, wie andere vernünftige Menschen auch, für verschiedene globale Anliegen und Erfordernisse ein, die direkt mit dem Ernährungssystem verbunden sind. Diese Anliegen betrachten Veganer als globale gesellschaftliche Verantwortung aller Menschen (Tab. 3).

Im wirklichen Leben gibt es Menschen, die sich als Veganer bezeichnen, aber vom typischen konsequenten Veganismus teilweise deutlich abweichen. Einige praktizierte Varianten sind durchaus konsequent vegan, aber nicht vollwertig, andere beziehen bestimmte tierische Produkte mit ein. Im Folgenden werden die wichtigsten Ausprägungen des Veganismus kurz dargestellt. Einige der manchmal auch als Veganer bezeichneten Gruppen wie LOHAS (Lifestyles of Health and Sustainability) und Clean Eaters sind bestenfalls Teilzeit-Veganer und daher eigentlich Flexitarier.

Pudding-Veganer ernähren sich wie konsequente Veganer, aber überwiegend von stark verarbeiteten pflanzlichen Lebensmitteln. Durch die Verarbeitung der Lebensmittel wird eine hohe Nahrungsenergiedichte erreicht, die für bewegungsarme und zum Übergewicht neigende Wohlstandsbürger eher unerwünscht ist. Diese Lebensmittelauswahl erfüllt nicht den Anspruch einer abwechslungsreichen, nährstoffreichen und gesunderhaltenden, das heißt vollwertigen Ernährung. Der Anteil an Vitaminen, Mineralstoffen, Spurenelementen und sekundären Pflanzenstoffen ist durch die Verarbeitung reduziert. Besonders die Pudding-Veganer haben der veganen Ernährung einen schlechten Ruf eingebracht, denn die unzureichende Zufuhr von lebenswichtigen Nährstoffen hat langfristig latente Nährstoffmängel zur Folge.

Fruganer, die auch als Frutarier oder Fruitarier bezeichnet werden, sind konsequente Veganer, die ihre Nahrungsauswahl bewusst einschränken. Sie essen nur das, was die Natur zum Verzehr vorgesehen hat bzw. was ohne Beschädigung der Pflanzen geerntet werden kann. Dazu zählen primär Obst, Beeren, Nüsse, Samen und Saaten, aber auch bestimmte Gemüse, Hülsenfrüchte, Blätter und Blüten. Gemieden werden Früchte, die bei der Ernte zerstört werden können, wie Kartoffeln, Möhren, Schwarzwurzeln, Rote Bete und Steckrüben.

Roh-Veganer sind ebenfalls konsequente Veganer, die ausschließlich unerhitzte pflanzliche Lebensmittel verzehren. Teilweise werden auch Lebensmittel einbezogen, die verfahrensbedingt erhöhten Temperaturen ausgesetzt sind (z. B. kaltgepresste Öle), ebenso Lebensmittel, bei deren Herstellung eine gewisse Hitzezufuhr erforderlich ist (z. B. Trockenfrüchte und bestimmte Nussarten). Außerdem können essig- und milchsaure Gemüse Bestandteil der Kost sein. Die Roh-Veganer werden unterteilt in solche, die den Verzehr von Getreide entweder zulassen oder meiden.

Roh-Veganer sind Teil der größeren Gruppe der *Rohköstler*, die überwiegend Lebensmittel pflanzlicher Herkunft essen, aber auch rohes Fleisch, rohen Fisch, rohe Milch und teilweise auch rohe Insekten in den Speiseplan mit einbeziehen. Die meisten Formen der Rohkost wurden von Personen eingeführt, die sich durch *ihre* Rohkost von einer Krankheit selbst heilen konnten, aber nur in Ausnahmefällen Mediziner waren. Von den vielen veganen Varianten sind heute nur noch einige bekannt (Tab. 4).

Honig-Veganer konsumieren trotz ansonsten veganer Lebensweise Honig. Die Begründung für diese Ausnahme ist das rapide zunehmende Bienensterben und die Unterstützung der ökologischen Bienenhaltung. Die zentrale Bedeutung der Bienen zur Bestäubung vieler Nutz- und Wildpflanzen wird den Menschen erst langsam bewusst. Für unsere Ernährung sind die bestäubenden Insekten überlebenswichtig und für die Ökosysteme unverzichtbar. Übrigens kann das Bienensterben durch Verbote

Tabelle 4: Auswahl wichtiger Varianten der veganen Rohkost (nach Semler 2006, S. 11)

Vegane Rohkost mit Getreide:
– Fruitarian Healing System, Otto L. M. Abramowski, 1907
– Schleimfreie Heilkost, Arnold Ehret, 1911
– Urgesetz der natürlichen Ernährung, Walter Sommer, 1924
– Natural Hygiene Diet, American Natural Hygiene Society, 1928
– Schnitzer-Intensivkost, Johann G. Schnitzer, 1975
– Hippocrates Diet (Living Food Diet), Ann Wigmore, 1980
– Rainbow Diet (Regenbogen-Diät), Gabriel Cousens, 1986
– Hallelujah Diet, George H. Malkmus, 1989

Vegane Rohkost ohne Getreide:
– Sonnenkost (Obst-Rohkost), Helmut Wandmaker, 1988
– Urkost, Franz Konz, 1989
– The Sunfood Diet Success System, David Wolf, 1999

von bienengefährdenden Pestiziden wie Glyphosat und Neonikotinoiden reduziert werden.

Pesco-Veganer verzehren trotz ansonsten veganer Lebensweise gelegentlich Fisch oder andere Meeresfrüchte. Die Begründung der sogenannten Pescos für diese Ausnahme beruht auf Erkenntnissen aus groß angelegten Studien. Diese zeigen, dass die Pescos im Vergleich mit Vegetariern und Veganern die geringste Sterbequote aufweisen. Offensichtlich ist die positive Wirkung der Omega-3-Fettsäuren stärker als die Belastung der Fische mit Schwermetallen. In einigen Studien hatten Pescos die niedrigste Rate an Darmkrebs.

Flexiganer werden in einigen Studien auch als moderate oder Teilzeit-Veganer bezeichnet, wenn sie weniger als 5 Energieprozent ihrer Nahrung aus tierischen Produkten verzehren. Diese Abgrenzung ist zwar nicht in Stein gemeißelt, wird aber auch von vielen Menschen, die sich als Flexiganer einordnen, nicht erreicht. Obwohl bestimmte Flexiganer über Monate hin konsequent vegan essen, erreichen sie durch entsprechende Unterbrechungen mit tierischen Produkten meist mehr als 5 Energieprozent. Auch die meisten Flexiganer, die zu Hause vegan essen, sogenannte Homeveganer, und außer Haus tierische Produkte konsumieren, liegen erfahrungsgemäß über diesem Wert. Die Beweggründe der Flexiganer sind unterschiedlich. Die Betreffenden können auf dem Weg zum konsequenten Veganer sein – oder auch nicht. Jedenfalls leisten sie im Vergleich zu Mischköstlern einen erheblichen Beitrag zu ihrer Gesundheit sowie zur Gesundheit der Gesellschaft und unseres Planeten, ähnlich wie konsequente Veganer.

Freeganer können, müssen aber nicht Veganer sein. Wenn, dann sind sie eher keine konsequenten Veganer. Ihre Motive beruhen auf der Kritik und Abkehr von der kapitalistischen Konsum- und Wegwerfgesellschaft. Diese Menschen leben mit Widersprüchen, denn obwohl sie eigentlich Produkte aus dem kommerziellen Handel ablehnen, leben sie vom *Containern*, nämlich dem Verzehr von abgelaufenen bzw. weggeworfenen Produkten der Supermärkte. Diese Nahrung ergänzen sie teilweise durch selbstangebaute Lebensmittel. Freeganer beklagen die Überproduktion und Verschwendung von Lebensmitteln und leisten einen Beitrag zur Schonung von Ressourcen.

Genaue Daten zu den jeweiligen Anteilen der verschiedenen Gruppen an der Gesamtheit der Veganer liegen nicht vor. In den Studien mit Veganern werden die Freeganer selten gesondert ausgewiesen. Auch dadurch erklären sich einige der widersprüchlichen Ergebnisse aus Studien mit Veganern.

3. Soziodemographische Merkmale

Alle Aussagen zu den soziodemographischen Merkmalen von Veganern treffen gleichermaßen auf Vegetarier zu. Fast alle Studien haben gezeigt, dass Vegetarier und Veganer eher weiblich, jung und überdurchschnittlich gebildet sind sowie in einer größeren Stadt leben. Weibliche Teenager sind besonders offen für eine pflanzliche Ernährung. Dass die pflanzliche Ernährung eine eher weibliche Erscheinung ist, hat damit zu tun, dass sich Frauen stärker mit ihrem Körper, mit Gesundheit und somit auch der Ernährungsweise auseinandersetzen. Außerdem sind für die Ernährung und damit für die Gesundheit der Familie weiterhin überwiegend Frauen zuständig.

Besonders für Männer hat Fleisch auch in modernen Gesellschaften die kulturelle Bedeutung von männlicher Kraft, Stärke, Herrschaft und Potenz. Diese uralte Sichtweise hält noch immer Männer davon ab, sich pflanzlich zu ernähren. Außerdem besteht nach Ansicht von Soziologen, Politikwissenschaftlern und Philosophen eine enge Verknüpfung zwischen Fleischverzehr und Sexualität sowie von Pflanzenverzehr und Feminismus. Danach sei der Fleischverzehr eine Ausprägung und ein Erscheinungsbild männlicher Dominanz gegenüber der Frau. Zusätzlich sei die Unterdrückung der Natur, der Tiere und der Frauen miteinander verbunden.

III. Motive von Veganern

Der Veganismus ist nicht nur eine alternative Ernährungsweise, sondern ein Lebensstil. Veganer haben sich, von wenigen Ausnahmen abgesehen (z. B. ärztliche Anordnung oder religiöse Vorschriften), bewusst dafür entschieden, keine Produkte vom Tier zu verzehren. Sie hinterfragen auch in vielen anderen Lebensbereichen ihr Verhalten, um ihr Leben bewusster zu gestalten. Die Beschäftigung mit körperlicher, geistiger und seelischer Gesunderhaltung führt beispielsweise dazu, dass der Konsum von Nikotin und Alkohol bei Veganern teilweise weit unter dem Durchschnitt liegt. Außerdem halten sich viele vegan lebende Menschen durch körperliche Aktivität fit und praktizieren autogenes Training, Yoga und verschiedene Meditationsmethoden.

Veganer sind nicht alle gleich, denn es liegen unterschiedliche Erfahrungen, Lebensumstände und Erwartungen vor, sich für eine vegane Ernährungsweise zu entscheiden. Die Motive von Veganern sind auch nicht immer dauerhaft fixiert, sondern können sich mit der Zeit ändern. Der häufigste Grund für eine vegane Ernährung ist ethischer Natur. Danach werden gesundheitliche Gründe genannt. Die Beweggründe gehen ineinander über und können nicht strikt voneinander getrennt werden. Nicht wenige Veganer, die anfangs überwiegend gesundheitliche Gründe für ihre Ernährungsumstellung anführten, beziehen im Laufe der Zeit zunehmend ethische Überlegungen ein.

Der Entschluss zu einer veganen Lebensweise erfolgt oft schrittweise aufgrund von sich wiederholenden Berichten über beklagenswerte Zustände im Ernährungssystem. So betreffen die immer wieder auftretenden Lebensmittelskandale (z. B. Dioxin, Salmonellen, Parasiten, BSE, Fipronil) überwiegend Nahrungsmittel tierischer Herkunft. Dadurch wird das Gesundheitsbewusstsein vieler Menschen gefördert. Außerdem belegen wissenschaftliche Erkenntnisse, dass Übergewicht und zahlreiche Erkrankungen wie Bluthochdruck, Atherosklerose und verschiedene Krebsarten durch eine falsche Ernährung hervorgerufen oder mitverursacht werden. Informationen dieser Art führen zu einer Sensibilisierung der Menschen, die sich schließlich in einer verstärkten Hinwendung zur pflanzlichen Ernährungsweise äußert. Inzwischen empfehlen die Deutsche Gesellschaft für Ernährung sowie viele Ernährungswissenschaftler und in Ernährung geschulte Mediziner, zur Prävention den Verzehr pflanzlicher Nahrung deutlich zu erhöhen und den von tierischen Lebensmitteln erheblich einzuschränken.

Heute führt meistens ein Gespräch mit einem Veganer, ein Schlüsselerlebnis oder ein Medienbericht über unhaltbare Zustände bei Haltung, Transport und Schlachtung von Tieren zu einer spontanen Entscheidung, fortan vegan zu leben. Diese erfolgt, wenn Menschen zum ersten Mal Zeuge von Vorgängen auf einem Schlachthof werden oder wenn Kinder ein Tier, mit dem sie möglicherweise ein vertrautes und freundschaftliches Verhältnis aufgebaut hatten, als Essen auf dem Teller wiederfinden.

Eine Zusammenfassung der vielen sehr unterschiedlichen Motive für den Veganismus findet sich in Tabelle 5.

**Tabelle 5: Gründe für eine vegane Ernährung
(nach Leitzmann und Keller 2019)**

ethisch, philosophisch, religiös	Töten als Unrecht/Sünde
	Fleischverzehr als religiöses Tabu
	Lebensrecht für Tiere
	Mitgefühl mit Tieren
	Ablehnung der Massentierhaltung
	Ablehnung der Tiertötung als Beitrag zur Gewaltfreiheit in der Welt
	Ablehnung des Verzehrs tierischer Nahrung als Beitrag zur Lösung des Welthungerproblems
ästhetisch	Abneigung gegen den Anblick toter Tiere
	Ekel vor Fleisch
	höherer kulinarischer Genuss veganer Gerichte
spirituell	Freisetzung geistiger Kräfte
	Unterstützung von meditativen Übungen und Yoga
	Verminderung des Geschlechtstriebes
sozial	Erziehung
	Gewohnheit
	Gruppeneinflüsse
gesundheitlich	allgemeine Gesunderhaltung (undifferenziert)
	Körpergewichtsabnahme
	Prävention bestimmter Erkrankungen
	Heilung bestimmter Erkrankungen
	Steigerung der körperlichen Leistung
	Steigerung der geistigen Leistungsfähigkeit
kosmetisch	Körpergewichtsabnahme
	Beseitigung von Hautunreinheiten
hygienisch-toxikologisch	bessere Küchenhygiene in veganen Küchen
	Verminderung der Schadstoffaufnahme
ökonomisch	begrenzte finanzielle Möglichkeiten
	Sparen für andere Werte als Ernährung
sozial	Ablehnung tierischer Nahrung als Beitrag zur Lösung des Welthungerproblems
ökologisch	Verminderung der durch Massentierhaltung bedingten Umweltbelastungen

I. Der ethisch-philosophische Hintergrund

Das wichtigste Motiv der Veganer ist die ethische Überzeugung, dass es ein Unrecht ist, Tiere auszubeuten und sie zu töten. Diese Haltung weckt Emotionen und provoziert Diskussionen. Doch trotz unterschiedlicher Standpunkte werden ethische Beweggründe für Veganismus von zunehmend mehr Menschen anerkannt und respektiert. Auch bewusst lebende Mischköstler denken darüber nach, ob es moralisch gerechtfertigt ist, Tiere zu Nahrungszwecken zu missbrauchen und zu schlachten. Die vegane Lebensweise prominenter Persönlichkeiten aus Kunst, Sport, Politik und Kirche hat darüber hinaus zur Sensibilisierung der Menschen beigetragen.

Obwohl Veganismus als Begriff erst seit 1944 existiert, war er immer Teil der Entwicklung des Vegetarismus. Wichtige Aspekte aus dieser gemeinsamen Vergangenheit werden im Folgenden teilweise unter der Bezeichnung «pflanzliche Kost» oder «Pflanzenesser» zusammengefasst.

Der antike wie auch der religiös motivierte Verzehr pflanzlicher Kost verschiedener Glaubensrichtungen wie dem Hinduismus sind mit der Lehre der Reinkarnation, der Wiedergeburt und damit Unsterblichkeit der Seelen verbunden. Philosophen späterer Jahrhunderte hingegen begründen die Forderung nach einer pflanzlichen Kost vor allem mit der Leidensfähigkeit von Tieren.

Der Moralphilosoph Jeremy Bentham (1748–1832) stellte bereits vor über 200 Jahren die Frage nach der Leidensfähigkeit der Tiere. Darauf aufbauend entwickelte der Vordenker der modernen Tierrechtsbewegung Peter Singer (Australien, * 1946) seine Philosophie des Gleichheitsprinzips. Sein Buch *Animal Liberation* gilt als Keimzelle für die Entstehung der Tierrechtsbewegung. Danach sollen wir den ähnlichen Interessen derer, die von unseren Handlungen betroffen sind, gleiches moralisches Gewicht verleihen, unabhängig von Stand, Geschlecht, Hautfarbe, Intellekt usw. Singer fordert also keine Gleichbehandlung, sondern gleiche Berücksichtigung. Die gleiche Berücksichtigung der Interessen verschiedener Wesen kann durchaus zu unterschiedlicher Behandlung führen, da deren Bedürfnisse durchaus verschieden sein können.

Dieses Gleichheitsprinzip soll nicht alleine für das Verhältnis der Menschen untereinander gelten, sondern auch auf Angehörige anderer Arten, also auf Tiere, ausgedehnt werden. Singer prägte dazu den Begriff des «Speziesismus». So wie Rassisten Menschen aufgrund ihrer Zuordnung zu einer anderen Rasse diskriminierten und etwa ihre Versklavung rechtfertigten und Sexisten Frauen aufgrund ihres anderen Geschlechts beispielsweise vom Wahlrecht ausschlossen, rechtfertigen Speziesisten das Quälen, Einsperren, Töten und Essen von Tieren mit deren Zugehörigkeit zu einer anderen Art. Die übliche Diskriminierung und Ausbeutung von Tieren durch den Menschen aufgrund von Art oder Spezies sei genauso willkürlich, falsch und unhaltbar wie die Diskriminierung aufgrund von Rasse oder Geschlecht.

Der Arzt und Philosoph Albert Schweitzer (1875–1965) vertrat ähnliche Ansichten und setzte sich lebenslang für ein ethisches und barmherziges Miteinander ein. Sein zentrales Theorem war die Ethik der Ehrfurcht vor dem Leben. Nur der Mensch könne diese Ethik verinnerlichen, da er als einziges Wesen die Fähigkeit des Mitleidens mit anderen Lebewesen entwickelt habe. Alle Wesen hätten den Willen zum Leben, doch nur der Mensch könne miterleben, was in anderen Kreaturen vor sich geht. «Ethik ist ins Grenzenlose erweiterte Verantwortung für alles, was lebt», so Schweitzer, denn «wahrhaft ethisch ist der Mensch nur», wenn «das Leben als solches ihm heilig ist.» Als Konsequenz dieser Überzeugung trat Schweitzer dafür ein, «dem Fleischgenuss zu entsagen», obwohl er selber nicht immer vegetarisch lebte.

Eine Reihe weiterer Denker der Neuzeit praktizierten zumindest eine vegetarische, wenn nicht eine vegane Lebensweise, etwa der Philosoph Arthur Schopenhauer (1788–1860) oder der Schriftsteller Leo Tolstoi (1828–1910).

Es hilft nicht, Fleischesser als mordlustig und Pflanzenesser als wesensgut zu bezeichnen. Mit Ausnahme von konsequenten Fruganern müssen auch Pflanzenesser Pflanzen *töten*, um zu überleben. Obwohl der Verzehr von Pflanzen helfen kann, bestimmte aktuelle Probleme zu lösen, ist es vermessen anzunehmen, dass dadurch alle Probleme dieser Welt zu beseitigen sind.

Dessen ungeachtet kann man aber die grundsätzliche Frage stellen, ob überhaupt eine Notwendigkeit dafür besteht, Fleisch zu essen. Aus ethischer und ernährungsphysiologischer Sicht kann diese Frage heute eindeutig verneint werden. Aufgrund der Zunahme der Weltbevölkerung wird argumentiert, dass wir nicht auf die Nutzung der landwirtschaftlichen Gebiete verzichten können, die sich nicht für den Pflanzenanbau eignen, aber Tiere ernähren können. Berechnungen zeigen jedoch, dass bereits mit der heute vorhandenen Ackerfläche mehr Menschen ernährt werden können, als aktuell auf der Erde leben.

Der Tierrechtler Helmut F. Kaplan (* 1952) kann in der Frage des Fleischessens überhaupt kein ethisches Problem erkennen: «Einerseits ein kurzer Gaumenkitzel für den Menschen, andererseits lebenslanges, schwerstes Leiden für die Tiere.» Er und weitere Ethiker fordern für Tiere Rechte ein, die bisher ausschließlich Menschen vorbehalten waren, etwa das Recht auf körperliche Unversehrtheit.

2. Religion und Glaube

Die Schriften und Lehren der verschiedenen Weltreligionen und Glaubensgemeinschaften enthalten durchweg Gedanken und Leitsätze, die das Verhältnis des Menschen zu seinen Mitgeschöpfen, besonders zu den Tieren, thematisieren. Nahezu bei allen Völkern und Menschen ist die Beschäftigung mit einer übergeordneten Macht oder Wesenheit, dem «Göttlichen», vorhanden. Die gläubige Verehrung dieser Macht ist in ihrer Form und inhaltlichen Ausgestaltung sehr vielfältig. So gibt es Volks- und Stifterreligionen, natürliche und offenbarte Religionen, Mono- und Polytheismus, Stammes- und Weltreligionen etc.

Unabhängig von Herkunft und Entstehung der verschiedenen Religionen lassen sich viele Gemeinsamkeiten feststellen. Zu den Verhaltensempfehlungen hinsichtlich des menschlichen Daseins auf Erden zählen in erster Linie das Streben nach ethischen und moralischen Grundsätzen, Gewaltlosigkeit, Nächstenliebe und

Barmherzigkeit. Der zentrale Leitsatz «Behandle andere so, wie du von ihnen behandelt werden willst» fasst dieses Streben zusammen. Er ist in allen Religionssystemen in irgendeiner Form vorhanden. Wird dieses Streben auch auf Tiere ausgedehnt, ergibt sich daraus die Empfehlung zu einer pflanzlichen Kost. Je älter die Religion oder, soweit vorhanden, die ihr zugrunde liegenden Schriften und Lehren sind, umso eher finden sich Hinweise auf die Achtung aller Lebewesen.

Im Hinduismus, einer der ältesten Religionen, wird pflanzliche Kost sehr konsequent vertreten. Eine generelle Gewaltlosigkeit gegenüber allen Geschöpfen findet sich in den Veden, den ältesten heiligen Schriften Indiens, und wird im Sinne einer pflanzlichen Kost ausgelegt. Weltweit bekannt wurde diese Lehre vor allem durch das Leben und Wirken von Gandhi, genannt Mahatma (1869–1948), der zeitlebens Vegetarier (aber kein Veganer) war.

Im Islam, der jüngsten der großen Weltreligionen, werden Tiere eher rücksichtslos behandelt. Dennoch gibt es auch im Koran Hinweise auf die Achtung aller Lebewesen.

Im Alten Testament finden sich zahlreiche Anleitungen zu einer respektvollen und barmherzigen Behandlung aller Geschöpfe. Trotzdem waren im christlichen Abendland Grausamkeiten und Härte gegenüber Tieren weit verbreitet. So wurden im Mittelalter in den sogenannten Hexenprozessen auch Tiere schuldig gesprochen, mit dem Teufel im Bunde zu stehen, und auf dem Scheiterhaufen verbrannt. Gegenwärtig werden in christlichen Ländern milliardenfach Tiere für Nahrungs- und Versuchszwecke getötet. Im Gegensatz zu östlichen Religionen geht der christliche Glaube davon aus, dass Tiere seelenlos sind.

Für viele christlich motivierte Vegetarier und besonders Veganer beinhaltet das fünfte Gebot «Du sollst nicht töten» dennoch ein klares Bekenntnis zu pflanzlicher Kost. So heißt es in der Schöpfungsgeschichte: «Dann sprach Gott: Hiermit übergebe ich Euch alle Pflanzen auf der ganzen Erde, die Samen tragen, und alle Bäume mit samenhaltigen Früchten. Euch sollen sie zur Nahrung dienen» (1.Mose 1,29). Hier ist keine Rede davon, dass der Mensch auch Tiere essen soll. Im Gegenteil, Fleischverzehr wird untersagt: «Allein esset das Fleisch nicht, das noch lebt in seinem Blut» (1. Mose 9,4). (In 1. Mose 9,3 heißt es allerdings, dass Gott den Menschen alles zur Speise gab, was sich bewegt.) Diese Widersprüche befeuern die Diskussion um die von Gott gewollte Kost.

Die kleineren Religionsgemeinschaften, die erst in den letzten Jahrhunderten entstanden sind, haben in der Regel den Anspruch, streng und wortgetreu gemäß der Bibel zu leben. Für die Adventisten vom Siebenten Tage und die Quäker erfolgt daraus die Bevorzugung pflanzlicher Kost.

Im Buddhismus stellen insbesondere das ethische Gebot, keine fühlenden Wesen zu schädigen oder zu töten, sowie der Glaube an die Reinkarnation entscheidende Impulse für den Fleischverzicht dar. Begründet wurde der Buddhismus im 6. Jahrhundert v. Chr. von Siddharta Gautama, genannt Buddha, und seinen Anhängern. Barmherzigkeit gegenüber allen Wesen sowie eine pflanzliche Kost sind Grundvoraussetzungen für die Erlangung der Weisheit, um schließlich im Nirwana aufzugehen und die ewige Kette der Wiedergeburten zu beenden.

Auch zeitgenössische Vertreter des Buddhismus setzen sich mit dem Verhältnis von Mensch und Tier auseinander. So äußerte sich der Dalai Lama, das religiöse Oberhaupt des tibetischen Volkes: «Selbstverständlich stehen wir auf einer höheren Stufe als die Tiere aufgrund unserer Intelligenz und Geisteskraft. Aber im Hinblick auf das Recht zu leben befinden wir uns natürlich auf derselben Stufe wie die Tiere.»

3. Gesundheitliche Motive

Neben den ethischen Motiven begründen die meisten Veganer den Nichtverzehr von tierischen Produkten mit gesundheitlichen Überlegungen. Heute gilt eine pflanzliche Kost als zeitgemäß und zukunftsweisend, weil sie als *leichte Kost* ideal geeignet ist, den gestressten Menschen in körperlich inaktiven Wohlstandsgesellschaften gesund und fit zu erhalten. Inzwischen gibt es eine Fülle von veganen Kochbüchern mit Rezepten aus vielen Ländern; vegane Restaurants und Caterer bedienen vor allem in Städten ein wachsendes Publikum. Längst hat die pflanzliche

Ernährung nicht mehr den Ruch des Mangels und des Verzichts. Im Gegenteil, Meisterköche und Gourmets haben die vegane Küche entdeckt, sie verbinden den bei ihnen stets im Vordergrund stehenden Genuss mit Gesundheit.

Inzwischen beruht dieser Gesundheitstrend auf gesicherten wissenschaftlichen Erkenntnissen. Nachdem eine Reihe von Studien mit Veganern vorliegt, werden in medizinischen und ernährungswissenschaftlichen Fachzeitschriften zunehmend Ergebnisse zu verschiedenen Aspekten veganer Ernährungsformen publiziert. Diese Studien bestätigen, dass der Verzehr einer vollwertigen veganen Kost vielerlei gesundheitliche Vorteile beinhaltet.

Mit veganer Kost sinkt das Risiko für ernährungsmitbedingte Krankheiten teilweise deutlich, beispielsweise für Übergewicht, Diabetes mellitus Typ 2, Herz-Kreislauf-Erkrankungen und einzelne Krebsarten. Die Lebenserwartung von Veganern liegt durchschnittlich über der von Menschen, die Produkte von Tieren verzehren. Dabei spielt sicher eine Rolle, dass sich Veganer neben ihrer Ernährung auch in anderen Lebensbereichen gesundheitsbewusst verhalten. So weisen Veganer meist eine höhere körperliche Aktivität auf und sind beim Konsum von Tabak und Alkohol eher zurückhaltend.

Diese positiven Effekte einer veganen Ernährung ergeben sich vornehmlich langfristig und stellen somit eine wirkungsvolle gesundheitsprophylaktische Maßnahme dar. Zusätzlich berichten viele Veganer von einer subjektiven Verbesserung ihres individuellen Wohlbefindens. Dies betrifft nicht nur körperliche, sondern auch bestimmte geistige und seelische Aspekte, die sich vor der Umstellung der Ernährung teilweise jahrelang als Belastung bemerkbar gemacht haben.

Veganer berichten immer wieder, dass ihnen die pflanzliche Kost eine gewisse *geistige Leichtigkeit* verschafft, die sie in erhöhter Konzentrationsfähigkeit, Kreativität und geistiger Ausdauer erleben. Durch das Meiden des Verzehrs von tierischen Produkten fühlen sich Veganer auch seelisch erleichtert, denn die gefühlte Mitschuld am Töten von leidensfähigen und schmerzempfindlichen Mitgeschöpfen belastet nicht länger ihr Gewissen.

4. Soziale, ökologische und ökonomische Anliegen

Veganer nennen neben den individuellen auch globale Motive für ihre vegane Lebensweise. Wie anderen sensibilisierten Menschen in den westlichen Industrienationen ist ihnen bewusst, dass ihr Konsumverhalten auch weltweite Konsequenzen hat auf Ressourcenverbrauch, Umweltschädigungen sowie den Klimawandel. Dieses Bewusstsein hat zu Verhaltensänderungen geführt, etwa einen sparsamen Energieverbrauch und die Bevorzugung von energieeffizienten Technologien.

Bereits Erzeugung und Transport von pflanzlichen Lebensmitteln verbrauchen große Mengen an Rohstoffen, aber bei der Produktion von Lebensmitteln tierischer Herkunft liegt dieser Verbrauch noch einmal deutlich höher. So werden je nach Berechnungsgrundlage und Tierart Äquivalente von fünf bis sieben Kilogramm Getreide benötigt, um ein Kilogramm Fleisch zu erzeugen. Tiere verbrauchen den weitaus größten Teil des aufgenommenen Futters zur Aufrechterhaltung des eigenen Stoffwechsels sowie zum Aufbau von Körpergeweben, die meist nicht als Lebensmittel genutzt werden, wie Bindegewebe oder Knochen.

Die verschiedenen Getreidearten stellen die globale Ernährungsgrundlage für den Menschen dar, mengenmäßig sind Weizen und Reis am wichtigsten. Der überwiegende Teil der Weltbevölkerung ernährt sich direkt von Getreide. Dagegen werden in der EU etwa 60% und in den USA rund 70% des erzeugten Getreides an Tiere verfüttert. Dieses Getreide wird dann in Form von Fleisch, Milch und Eiern verzehrt. Dadurch ist der Getreideverbrauch bei uns um das Drei- bis Vierfache höher als in den sogenannten Entwicklungsländern.

Über das bei uns erzeugte Getreide hinaus, das als Futtermittel eingesetzt wird, importieren wir zusätzlich große Mengen an Getreide und vor allem an Sojabohnen, Maniok und Kokosprodukten aus diesen Ländern. Um die benötigten Mengen an Futtermitteln produzieren zu können, wurde und wird weiterhin tropischer Regenwald gerodet. Auf diesen Flächen werden Produkte für den Markt dann oft in ökologisch bedenklichen Monokulturen produziert.

Bei pflanzlichen Lebensmitteln ist der entstandene Nahrungs-energiegehalt, insbesondere bei ökologischer Erzeugung, meist höher als die eingesetzte Primärenergie. Bei tierischen Lebensmitteln ist die Bilanz dagegen fast immer negativ. Der in Deutschland nach dem Zweiten Weltkrieg drastisch angestiegene Fleischkonsum von derzeit etwa 60 kg/Person/Jahr war nur durch eine intensive, industrielle Fleischproduktion möglich. Die damit verbundene, nicht tiergerechte Massentierhaltung, die besonders in Norddeutschland weit verbreitet ist, hat eine Reihe gravierender ökologischer Probleme zur Folge, die mit pflanzlicher Ernährung deutlich reduziert werden können. Unter anderem handelt es sich um

– Ver(sch)wendung von wertvollen Ackerflächen,
– Belastung von Boden und Grundwasser durch Gülle und Pestizide,
– Förderung des Treibhauseffekts durch Methan, Lachgas und Ammoniak,
– Rückstände von Tierarzneimitteln in Lebensmitteln,
– Resistenzbildung durch den intensiven Einsatz von Antibiotika,
– Verluste an Artenvielfalt.

Derzeit hungern fast eine Milliarde Menschen bei einer Weltbevölkerung von derzeit 7,6 Milliarden. Dieser Hunger könnte durch eine pflanzliche Ernährung entschärft werden, unter der Voraussetzung, dass die lokale Landwirtschaft in den Hungerländern entsprechend unterstützt und geschützt würde. Doch das Gegenteil ist der Fall. Die Europäische Union exportiert Fleisch und andere landwirtschaftliche Überschüsse in diese Länder und zerstört die lokale Landwirtschaft. Deutschland ist inzwischen sogar der drittgrößte Fleischexporteur weltweit (nach den USA und Brasilien). Paradoxerweise subventionieren auch Vegetarier und Veganer mit ihren Steuern diese bedenklichen Maßnahmen.

Mit der weltweit vorhandenen Ackerfläche könnten, wie gesagt, alle Menschen ausreichend mit pflanzlicher Nahrung versorgt werden. So ernährt Indien mit weniger als 5% der weltweiten Ackerfläche gut 18% der Weltbevölkerung. Ermöglicht wird dies dort durch den geringen Verzehr tierischer Nahrungsmittel und den direkten Verzehr von über 90% der Getreideernte. Eine Ernährung der gesamten Weltbevölkerung mit einem in den westlichen Industrienationen üblichen hohen Anteil an vom Tier stammenden Nahrungsmitteln wäre hingegen nicht realisierbar.

IV. Historische Entwicklung des Veganismus

Die frühen Vorfahren des Menschen ernährten sich über Jahrmillionen überwiegend oder ausschließlich von Pflanzen. Erst in der Zeit der Sammler und Jäger wurde Fleisch fester, aber auch unsicherer Bestandteil der Kost. Für dieses Verhalten war das jeweils vorhandene Nahrungsangebot ausschlaggebend. Ob Menschen bereits in der Frühgeschichte den Verzehr tierischer Lebensmittel vermieden haben, lässt sich schwer nachweisen. Der Beginn einer vegetarischen, vielleicht auch veganen Lebensweise aus ethischen Erwägungen liegt in der Antike.

Die Geschichte des Veganismus muss in einem breiten Kontext gesehen werden, da erst die jeweiligen Rahmenbedingungen erkennen lassen, warum und in welcher Form überwiegend oder ausschließlich pflanzliche Nahrung verzehrt wurde. Obwohl das Wort vegan, wie erwähnt, erst 1944 geprägt wurde, gab es bereits lange Zeit davor Menschen, die ähnliche, wenn auch nicht unbedingt identische Ansichten hatten und zumindest fast vegan lebten. Der eigentliche Anfang des Veganismus nach heutigen Standards datiert auf den Beginn des 19. Jahrhunderts. Davor haben sich einige Menschen Gedanken über Tier-freie Ernährung gemacht und diese auch praktiziert.

I. Anfänge

Einige der herausragenden Persönlichkeiten aus der Vergangenheit, die sich von pflanzlicher Kost ernährt und diese auch empfohlen haben, werden vielleicht vegan gelebt haben. Da über diese Menschen aber keine verlässlichen Dokumente zu ihrem Essverhalten vorliegen, werden sie allgemein als Vegetarier bezeichnet. Eine historische Beschreibung des Vegetarismus beinhaltet daher auch eine Darstellung des Veganismus.

Im 6. Jahrhundert v. Chr. gingen die ersten Impulse für eine fleischlose Ernährungsweise von der Orphik aus. Die Orphik ist eine Mysterien- und Erlösungsreligion um die mythische Gestalt des Orpheus – Dichter, Sänger und nicht zuletzt Religionsstifter. Die Orphiker stellten das Streben nach Askese, einer Enthaltsamkeit in allen Lebensbereichen und somit auch in der täglichen Kost, in den Mittelpunkt ihres Glaubens. Eine religiöse, sittliche Lebensweise und das Streben nach Reinheit galten als Möglichkeit der Befreiung der Seele. Die Anhänger der Orphik mieden den Verzehr alles *Beseelten*. Neben dem Verbot des Fleischkonsums war es ihnen auch nicht gestattet, Eier zu essen oder Wolle zu tragen.

Im gleichen Zeitraum wirkten in Asien Männer wie Buddha, Laotse (6. Jahrhundert v. Chr.) und Konfuzius (551–479 v. Chr.), die wesentliche Fundamente für die östlichen Religions- und Glaubenssysteme legten. Das Meiden des Verzehrs von Fleisch basiert in diesen Religionen auf dem Glauben an die Seelenwanderung und/oder die Wiedergeburt (Reinkarnation).

Pythagoras (570–510 v. Chr.) sah sich in der Tradition der Orphiker. Er wird als Begründer des ethischen Vegetarismus angesehen. Pythagoras hat keine Schriften hinterlassen, sehr wahrscheinlich war er kein Veganer. Mit seinen Gedanken und Lehren hat er viele Zeitgenossen, aber auch Gelehrte nach ihm, beeinflusst. Seine pflanzliche Ernährung und anspruchslose Lebensweise war bis zu Beginn des 20. Jahrhunderts als Pythagoräismus bekannt.

Nach Pythagoras wiesen Ärzte, allen voran Hippokrates (460–370 v. Chr.), bereits auf die negativen gesundheitlichen

Folgen eines zu hohen Fleischkonsums hin. Hippokrates verordnete Fasten, Vollkornbrot, Obst, rohes Gemüse und Wasser. Damit steht er heutigen Ernährungsempfehlungen, wie der Vollwert-Ernährung, erstaunlich nahe.

Pythagoras hatte bedeutende Nachfolger, etwa Ovid (43 v. bis 17 n. Chr.) und Plutarch (46–120 n. Chr.), der sagte: «Staunen muss man über diejenigen, die die grausamen Mahlzeiten aus Fleisch einführten, nicht über diejenigen, die sich ihrer enthalten.» Die logische und praktische Konsequenz dieser Einstellung zu Tieren war der Vegetarismus, bei bestimmten Menschen wohl auch der Veganismus. Auch weitere antike Denker bekannten sich zum Vegetarismus wie Porphyrios (233–304), von dem der Satz überliefert ist: «Es ist über alle Maßen schlecht und abscheulich, Tieren die Kehlen durchzuschneiden, sich mit ihrem Mord zu besudeln und sie zu kochen, nicht etwa aus Not und um unser Leben zu erhalten, sondern aus Wollust und Genusssucht.»

Bei der Allgemeinbevölkerung der Antike war die freiwillig gewählte pflanzliche Kost sicher eher die Ausnahme. Der Verzehr von Fleisch als mythischem Kraftspender vor dem Kampf oder blutige Tieropfer zur Besänftigung der Götter waren dagegen die Regel.

Über Vegetarismus im Mittelalter ist so gut wie nichts bekannt. Erst mit Beginn der Renaissance bekannte sich Leonardo da Vinci (1452–1519) zu pflanzlicher Kost. Als größter Fürsprecher des Vegetarismus im 17. Jahrhundert gilt der Händler und Autor Thomas Tryon (1634–1703). In zahlreichen Büchern und Schriften setzte er sich für eine fleischlose Ernährung und ein Mitgefühl für Tiere ein. In der Epoche der Aufklärung lebte der nächste prominente Vegetarier, Jean-Jacques Rousseau (1712–1778). Er forderte eine Erziehung zu einem einfachen, naturverbundenen Leben, propagierte pflanzliche Kost und übte bereits frühe Kritik an der Schulmedizin.

2. Das Zeitalter der Industrialisierung

Das Zeitalter der Industrialisierung begann Ende des 18. Jahrhunderts in England. Hier tauchen auch die ersten dokumentierten Veganer auf, eine Gruppe Gleichgesinnter, die sich Anfang des 19. Jahrhunderts ausschließlich von Pflanzen ernährten. Dazu zählten der Arzt William Lambe (1765–1847), der Schriftsteller John Frank Newton (1770–1825) und der Dichter Percy Bysshe Shelley (1792–1822). Der Philosoph Amos Bronson Alcott (1799–1888) gründete die Temple School in Boston (1834–1841), deren Lehrer und Schüler vegan lebten. Bei weiteren prominenten Persönlichkeiten, die sich in dieser Zeit für eine vegane Lebensweise aussprachen, ist nicht eindeutig geklärt, ob sie sich selber vegan ernährten.

Im deutschsprachigen Raum haben sich u. a. der Begründer der Homöopathie Samuel Hahnemann (1755–1843), der Arzt und Begründer der Makrobiotik Christoph Wilhelm Hufeland (1762–1836) sowie der Naturheilkundler Vinzenz Prießnitz (1799–1851) für eine pflanzliche Ernährung starkgemacht. Prießnitz gilt auch als Erneuerer der Kaltwasserkur.

Im Jahr 1847 wurde in England die erste Organisation für Vegetarier gegründet, die *English Vegetarian Society*. In Nordamerika gilt der Priester Sylvester Graham (Erfinder des nach ihm benannten *Grahambrotes*, 1794–1891) als einer der Begründer der modernen Gesundheitsbewegung. Graham setzte sich vehement gegen den Konsum von Alkohol und anderen Genussmitteln ein und propagierte eine vollwertige, pflanzliche Ernährungsweise. Auch die Mitbegründerin der Kirche der Siebenten-Tags-Adventisten, die Lebensreformerin Ellen White (1827–1915), ist eng mit der Verbreitung der pflanzlichen Kost in Nordamerika verbunden. Sie war davon überzeugt, dass der Körper des Menschen den *Tempel Gottes* darstellt und nicht durch ungesunde Speisen wie Fleisch, Alkohol, Tabak sowie andere Anregungs- und Genussmittel verunreinigt werden darf.

Der seit 1850 stetig zunehmende Fleischkonsum und die parallel dazu ansteigende Zahl von Zivilisationskrankheiten brachte als Gegenbewegung eine Vielzahl von Kritikern der modernen Lebensweise hervor. Die von ihnen propagierte Ernährungsreform verfolgte in erster Linie gesundheitliche und weniger ethisch-moralische Motive.

Im Jahr 1867 gründete der freireligiöse Eduard Wilhelm Baltzer (1814–1887) im nordthüringischen Nordhausen zusammen mit vier Mitstreitern den ersten vegetarischen Verein Deutschlands, den *Verein für natürliche Lebensweise*. Das Ziel war insbesondere *die Pflege der Gesundheit und Wohlfahrt durch naturgemäße Lebensweise im Sinne des Vegetarianismus*. Baltzer verknüpfte in seinen Theorien religiöse, moralische, politische, volkswirtschaftliche und gesundheitliche Motive, beschrieben etwa in seinem Werk *Die natürliche Lebensweise*. Durch Publikationen und Schriften sollten die Menschen vom Verzehr pflanzlicher Kost überzeugt werden.

Für Baltzer war der Vegetarismus eng mit einer sozialen Utopie der Entstehung eines neuen und höheren Menschengeschlechts verbunden, das sich durch Meiden des Verzehrs von Fleisch sowie eine naturgemäße Lebensweise zum *Wahren, Guten und Richtigen* entwickelt, um sich schließlich *Gott zu nähern*. Außerdem sah er in der pflanzlichen Kost auch die Möglichkeit, soziale Missstände zu beseitigen: Da die pflanzliche Kost billiger sei als tierische, solle sich die ärmere Bevölkerungsschicht pflanzlich ernähren, um Not zu beseitigen und die Unterschiede zwischen Arm und Reich zu verringern.

Zahlreiche lokale Vereinsgründungen von Vegetariern folgten in den nächsten beiden Jahrzehnten, insbesondere in Großstädten und Ballungsgebieten. Im Jahre 1884 gab es bereits elf lokale Vegetarier-Vereinigungen in Deutschland. Die beiden bedeutendsten Vegetarier-Vereine schlossen sich 1892 in Leipzig zum Deutschen Vegetarier-Bund zusammen. Im Jahr 1908 wurde in Dresden die Internationale Vegetarier-Union gegründet, die seitdem regelmäßig internationale Kongresse veranstaltet.

Gegen Ende des 19. Jahrhunderts erreichte der Vegetarismus in Europa und den USA erstmals eine breitere Öffentlichkeit. Er war eine Gegenströmung zu den rasanten gesellschaftlichen Veränderungen der Industrialisierung, die sowohl den Körper als auch die Psyche der Menschen in Mitleidenschaft zogen. Als

Speerspitze dieser Bewegung entstand die Lebensreform-Bewegung. Ihre Vertreter stellten ein neues Verhältnis des Individuums zur Natur und zur Gesellschaft in den Mittelpunkt ihrer Bemühungen. Ihren Ursprung hatten diese Überlegungen im Naturalismus eines Rousseau: *Zurück zur Natur!* Die Lebensreform-Bewegung umfasste alle Lebensbereiche; Vertreter der Naturheilkunde übernahmen eine Vorreiterrolle.

Die Forderungen von Lebensreform und Naturheilkunde ergänzten sich in fast allen Belangen. So empfahlen Vertreter der Naturheilkunde pflanzliche Kost zur Unterstützung der natürlichen Therapiemethoden und sahen die fleischlose Ernährung als wesentlichen Bestandteil des Heilprozesses bzw. der Krankheitsprävention an.

Ein wichtiger Wegbereiter dieser engen Verbindung von Naturheilkunde und pflanzlicher Ernährung war der Apotheker Theodor Hahn (1824–1883). In seinem Werk *Die naturgemäße Diät, die Diät der Zukunft* legte Hahn seine Erkenntnisse von richtiger Ernährung und gesunder Lebensweise dar. Oft wird er auch als der erste Vegetarier in der Naturheilkunde bezeichnet.

Innerhalb der Lebensreform-Bewegung nahm die pflanzliche Kost eine wichtige, wenn auch nicht die zentrale Position ein. Entscheidend für die beginnende Kritik des modernen menschlichen Ernährungsverhaltens war der Wandel im 19. Jahrhundert. Die rasante Technisierung umfasste nicht nur die Herstellung von Gebrauchsgütern, sondern auch die Nahrungsmittelproduktion.

Aufgrund der steigenden Nachfrage von Vegetariern nach naturbelassenen Lebensmitteln entstanden seit 1887 mit dem Berliner Versandhaus Carl Braun die ersten Reformwarenläden sowie vegetarische Restaurants. Die erste vegetarische Gaststätte in Deutschland wurde 1871 vermutlich unter Mitwirken von Richard Wagner (1813–1883) in Bayreuth eröffnet. Der Arzt John Harvey Kellogg (1852–1943) erfand nicht nur Cornflakes und Erdnussbutter, sondern entwickelte Sojaprodukte, Ersatzprodukte für Kaffee und Fleisch sowie andere pflanzliche Produkte.

Wie auch andere Reformbewegungen verstand sich der moderne Vegetarismus als Strömung, die eine breite Öffentlichkeit erreichen wollte. Zeitschriften, Flugblätter und Bücher gaben der Bewegung einen bis dahin unbekannten Auftrieb. Auch die entstehende rege Vereinstätigkeit, ein im 19. Jahrhundert auftauchendes neues Phänomen der Organisation privater Interessen, verstärkte diese Tendenz.

Der Naturarzt Max Bircher-Benner (1867–1939) verordnete seinen Patienten pflanzliche Rohkost und ging damit neue und erfolgreiche Wege der Ernährungstherapie. Eine wissenschaftliche Unterstützung für den Verzehr der Pflanzenkost erfolgte Anfang des 20. Jahrhunderts durch Elias Metschnikoff (1845–1916, Nobelpreis 1908), der vor den Abbauprodukten von (tierischem) Protein warnte, weil sie giftig seien und zur schnellen Alterung beitragen oder gar zum Tode führen würden. Bis heute besteht ein enger Zusammenhang zwischen vegetarischer/veganer Ernährung und Naturheilkunde, denn viele Veganer bevorzugen natürliche Heilmethoden.

Anfang des 20. Jahrhunderts wurde die Kooperative und Naturheilanstalt Monte Verità oberhalb von Ascona von Ida Hofmann und Henri Oedenkoven gegründet. Sie entwickelte sich zu einem bekannten Treffpunkt von Lebensreformern, Pazifisten, Künstlern, Schriftstellern sowie Anhängern unterschiedlicher alternativer Bewegungen. Für die Anhänger dieser verschiedenen Lebensweisen wurde vegetarische, vegane und teilweise Rohkost nach Bircher-Benner angeboten.

Für den erst 1944 geprägten Begriff vegane Ernährung wählte Ida Hofmann den Terminus Vegetabilismus. Zu den bekannten Monteveritanern zählten unter anderem Josef Solomon, Arnold Rikli und Arnold Ehret, die zum Bekanntheitsgrad des Monte Verità und der veganen Ernährung in Europa und Nordamerika beitrugen.

3. Von 1933 bis zum Ende des 20. Jahrhunderts

Um der bevorstehenden Gleichschaltung durch die Nationalsozialisten zuvorzukommen, wurde der *Deutsche Vegetarier-Bund* 1935 durch seine Mitglieder aufgelöst. Bereits 1934 hatte das Hitler-Regime die *Deutsche Gesellschaft für Lebensreform* gegründet und die bestehenden vegetarischen Vereine als Baltzer-Bund eingegliedert. Damit war der organisierte Vegetarismus in Deutschland vorerst beendet. Seine pazifistischen und ethischen Grundüberzeugungen waren mit dem Nationalsozialismus nicht in Einklang zu bringen. Der Mythos, dass Hitler Vegetarier gewesen sei, kam den Vereinen keineswegs zugute. Übrigens wäre Hitler nach heutigem Wissenstand am ehesten als Flexitarier zu bezeichnen.

Nach dem Zweiten Weltkrieg setzte eine rasche Neuorganisation ein. Bereits 1946 entstand die *Vegetarier-Union Deutschlands*. Obwohl die angespannte Ernährungslage ohnehin nur wenig an tierischen Produkten zu bieten hatte, erwies sich dieser Umstand eher als eine Behinderung denn als eine Förderung der pflanzlichen Ernährung. Sobald genügend tierische Produkte zur Verfügung standen, entwickelte sich ab den 1950ern die sogenannte Fresswelle mit ihren bekannten Auswirkungen.

Ab Ende der 1960er Jahre kam eine neue Sichtweise hinzu. Der im Jahre 1968 gegründete *Club of Rome* setzte sich für eine nachhaltige Zukunft der Menschheit und des Planeten ein. Mit dem 1972 veröffentlichten Bericht *Die Grenzen des Wachstums* wurde die Bedrohung des Ökosystems und der Biosphäre deutlich. Die Ressourcenverschwendung in der Fleischproduktion war nun für viele Menschen nicht nur ein Umweltdebakel, sondern auch eine unhaltbare Ausbeutung der sogenannten Dritten Welt. Pflanzliche Ernährung wurde zum Mittel der friedlichen Agitation gegen ein politisches System, das als ungerecht und bedrohlich empfunden wurde.

Ab Mitte der 1970er Jahre waren viele Vegetarier Teil der in Deutschland aufkommenden Umweltschutz- und Ökologiebewegung. Die Angst vor den Gefahren der Atomenergie, dem Waldsterben und einer zunehmenden Zerstörung der Lebensgrundlagen des Menschen führte zu einer Massenbewegung, deren Ideen nach einer gewissen Zeit die gesamte Gesellschaft durchdrangen und Menschen dazu veranlassten, das eigene Verhalten zu verändern.

Im Jahr 1973 wurde die Vegetarier-Union Deutschlands in Bund für Lebenserneuerung umbenannt. Schließlich besann man sich im Jahre 1986 auf die eigenen Wurzeln und änderte den Vereinsnamen erneut in Vegetarier-Bund Deutschland (VEBU). im Jahr 2017 wurde eine weitere Namensänderung in ProVeg vorgenommen, eine gemeinsame Abkürzung als Dachverband mit weiteren Vegetarierorganisationen in anderen Ländern.

Besonders in den 1980er Jahren entstanden als Folge der links-alternativen Ökologiebewegung sogenannte Food Coops, Einkaufsgemeinschaften von Verbrauchern, die sich selbst mit naturbelassenen Lebensmitteln aus ökologischem Anbau versorgen wollten. Aus den Food Coops entwickelten sich schließlich die ersten Naturkostläden, oft betrieben von Vegetariern. Aus manchen Naturkostläden entstanden namhafte Naturkost-Hersteller, die inzwischen eine Vielzahl an vegetarischen und veganen Brotaufstrichen, Soja-Produkten und Fertiggerichten aus ökologisch angebauten Zutaten anbieten.

In den1990er Jahren entwickelte sich eine Tierrechtsbewegung, deren Anhänger sich zumeist vegan ernährten. Sie stellte eine Ergänzung zur Tierschutzbewegung dar, die sich vorwiegend im Bereich des karitativen Tierschutzes einsetzt, etwa für die Verbesserung der Situation der vom Menschen genutzten Tiere. Die Tierrechtsbewegung sieht in jeglicher Nutzung von Tieren durch den Menschen eine Ausbeutung und fordert deren Abschaffung. Die Mehrheit der insgesamt wenigen Veganer war damals nicht bereit, sich in Vereinen zu organisieren, sie bevorzugten gesellschaftliches Engagement außerhalb festgefügter Strukturen.

In der Zeit von Mitte der 1980er Jahre bis Ende der 1990er Jahre ist durch diese Entwicklung, aber auch durch die allgemeine Sensibilisierung der gesamten Bevölkerung, der Fleischverzehr um mehr als 10% zurückgegangen. Dieser Zeitraum war auch eine Blütezeit der Vollwert-Ernährung.

4. Gegenwart

Seit etwa dem Jahr 2000 ist der Konsum pflanzlicher Nahrung spürbar populärer geworden. Die Anzahl der Vegetarier in Deutschland ist inzwischen auf schätzungsweise sechs Millionen angestiegen, die der Veganer hat über eine Million erreicht. In Österreich und der Schweiz liegen die prozentualen Anteile eher noch höher. Es ist besonders der jüngere, überwiegend weibliche, auch gebildete Anteil der Bevölkerung, der zur weiter steigenden Verbreitung der pflanzlichen Lebensweise beiträgt. Immer mehr Prominente aus Sport, Kunst, der Unterhaltungsindustrie und Politik praktizieren eine vegane Lebensweise, unter anderem unterstützt durch die sozialen Medien.

Im Jahr 2001 prägte die Sozialpsychologin Melanie Joy (* 1966) den Begriff des «Karnismus» und entwickelte Theorien darüber, warum Menschen Tiere essen. Karnismus ist demnach das unsichtbare Glaubenssystem (oder die Ideologie), das Menschen darauf konditioniert, bestimmte Tierarten zu essen. Karnismus ist das Gegenteil von Veganismus. Die Bezeichnung «Karnismus» soll sichtbar machen, dass Fleischessen wie Vegetarismus und Veganismus ebenfalls auf einem Glaubenssystem basiert. Ein zentraler Bestandteil des Karnismus ist die Annahme, dass Fleischessen als *natürlich, normal und notwendig* angesehen wird. Karnismusforscher bestreiten dies.

Ein erheblicher Teil der Weltbevölkerung ernährt sich aufgrund ökonomischer Zwänge oder religiöser Vorschriften überwiegend von pflanzlicher Kost. Wie viele davon konsequente Vegetarier oder Veganer sind, ist nicht bekannt. Forschungseinrichtungen und demoskopische Institute führen unregelmäßig Befragungen durch, die ungefähre Schätzungen erlauben. So leben von den etwa 1,4 Milliarden Menschen in Indien schätzungsweise 35% (fast 500 Millionen) vegetarisch und damit mehr als auf der restlichen Welt zusammen. Ein Teil dieser Vegetarier lebt vegan, die genaue Anzahl ist nicht bekannt. Das Verhältnis von Frauen zu Männern liegt bei solchen Befragungen in der Regel bei 60:40, teilweise bis zu 80:20.

Die umfangreichsten Untersuchungen mit Vegetariern/Veganern wurden mit den Mitgliedern der Kirche der Siebenten-Tags-Adventisten durchgeführt. Eine Studie in Nordamerika mit 97 000 Teilnehmern zeigte folgende Verteilung: 9% Veganer, 31% Lakto-Ovo-Vegetarier (verzehren auch Milch und Eier sowie daraus hergestellte Produkte) und 10% Fisch-essende

Vegetarier. Die Motivation zur pflanzlichen Ernährung beruht bei den Adventisten mehr auf gesundheitlichen und religiösen als auf ethischen Anliegen.

Im Jahr 2017, genau 150 Jahre nach der Gründung des *Vereins für natürliche Lebensweise*, erfolgte die vorläufig letzte Namensänderung der organisierten deutschen Vegetarier und Veganer. Der VEBU heißt jetzt *ProVeg*, um sich international aufzustellen. Unter dem neuen Namen ist ProVeg Deutschland Teil von ProVeg International und damit besser vernetzt. ProVeg als die größte deutsche vegetarische/vegane Dachorganisation zählt derzeit etwa 14 000 Mitglieder. Von den etwa sechs Millionen Vegetariern in Deutschland (rund 8 % der Bevölkerung) ist nur ein sehr geringer Anteil in herkömmlicher Weise organisiert.

Seit dem Jahr 2010 gibt es eine *Vegane Gesellschaft Deutschland* mit etwa 100 000 Followern auf Facebook und seit 2011 den *Bund für vegane Lebensweise* mit gut 100 Mitgliedern (Stand Anfang 2018).

Eine Fusion dieser beiden und weiterer veganer Gruppierungen wäre wünschenswert, um eine größere Schlagkraft für die Anliegen der Veganer zu erreichen.

V. Die Evolution der Ernährung des Menschen

Die Frage, ob der Mensch von Natur aus überwiegend ein Fleisch- oder ein Pflanzenesser ist, beherrscht die Diskussion über den Sinn des Veganismus. Einerseits war und ist der Mensch in der Lage, verschiedenste Nahrungsquellen zu nutzen. Bestimmend für die Nahrungsmittelauswahl war stets vor allem das lokale Nahrungsangebot. Diesem Angebot haben sich die Vorfahren des Menschen über Jahrmillionen hinweg angepasst. Andererseits hat sich die Situation auf der Erde durch die Eingriffe des Menschen so stark verändert und ist teilweise so kritisch geworden, dass überlegt werden muss, wie sich am besten mit den begrenzten Ressourcen und der weiter ansteigenden Bevölkerung das Überleben der Menschheit sichern lässt.

Die Nahrungsmittelauswahl von sogenannten Naturvölkern verschiedener Regionen der Erde belegt das Spektrum: Die Kost variiert von fast ausschließlich tierischer bis hin zu fast ausschließlich pflanzlicher Kost. So ernähren sich die noch wenigen ursprünglich lebenden Inuit (frühere Bezeichnung: Eskimos), deren Lebenserwartung sehr gering ist, primär von Fischfang und Jagd. Die Naturvölker in tropischen Regionen verzehren überwiegend pflanzliche Nahrung, mit einer nachgewiesenen höheren Lebenserwartung.

Vor dem Hintergrund der Ernährung unserer entwicklungsgeschichtlichen Vorfahren sowie angesichts der anatomischen und physiologischen Gegebenheiten des heutigen Menschen lässt sich die Frage nach der artgerechten Ernährung des Menschen relativ gut beantworten.

I. Urzeit

Die ältesten Primaten und damit auch die Vorfahren des Menschen lebten vor etwa 60 Millionen Jahren. Es handelte sich um spitzmausartige Säugetiere, die sich hauptsächlich von Insekten ernährten. Etwa 10 Millionen Jahre später begannen einige Primaten, anstatt Insekten überwiegend Früchte zu verzehren. Nachfolgende Primaten lebten auf Bäumen und ernährten sich sowohl von Früchten als auch von Blättern.

Vor etwa 4–5 Millionen Jahren verließen die ersten Primaten die Bäume, um sich mit aufrechtem Gang die Steppen Afrikas als Lebensraum zu erschließen. Der nach den ersten Fossilienfunden in Südafrika benannte *Australopithecus* (Süd-Affe) bevölkerte als Vorfahre des Menschen über einen Zeitraum von etwa 3 Millionen Jahren die Savanne. Die Nahrung bestand hauptsächlich aus pflanzlicher Kost: Früchte, Blätter, Samen und Wurzeln. Der Anteil tierischer Nahrungsmittel nahm in dieser Zeit etwas zu. Es ist nicht bekannt, ob die verzehrten Kleinlebewesen aus der Jagd stammten oder ob Tierkadaver als Nahrung dienten.

Der erste Vertreter der eigentlichen Gattung Mensch trat (erst nach Beginn der Steinzeit vor 3,4 Millionen Jahren) vor etwa 2,5 Millionen Jahren auf. Diesem *Homo rudolfensis* war gemeinsam mit dem vor etwa 2 Millionen Jahren erscheinenden *Homo habilis* (befähigter Mensch) der gezielte Gebrauch von Steinwerkzeugen bekannt. Damit konnten Kadaver zerlegt und neue Nahrungsquellen erschlossen werden. Der Fleischverzehr nahm in dieser Zeit wohl deutlich zu.

Der nächste entscheidende evolutionäre Schritt erfolgte vor etwa 1,8 Millionen Jahren. Der *Homo erectus* (aufrecht gehender Mensch) setzte das Feuer ein, um das bisher roh verzehrte Fleisch von Beutetieren bekömmlicher zu machen. Den Mittelpunkt der Ernährung bildete jedoch auch beim nachfolgenden *Homo sapiens* (vor etwa 300 000 Jahren) pflanzliche Nahrung, die viel einfacher und risikoloser zu beschaffen war. Dieser Zeitraum der *Jäger und Sammler* müsste daher eigentlich als die Zeit der *Sammler und Jäger* bezeichnet werden. Die Nahrung von Sammler-und-Jäger-Kulturen, die in subtropischen und tropischen Regionen leben, ist bis heute zwischen 60 und 80 % pflanzlichen Ursprungs.

Die bis zu diesem Zeitpunkt vom Menschen praktizierte Ernährungsform wird als *Naturnahrung* bezeichnet.

In dieser Periode von 1,8 Millionen Jahren hat die Hirnmasse des Menschen deutlich zugenommen. Die These, dass dieses primär durch den Verzehr von Fleisch oder Knochenmark beeinflusst wurde, ist umstritten. Abgesehen davon kann diese These auch nicht als Begründung für den heutigen Verzehr von Fleisch herangezogen werden. Selbst wenn die These stimmen sollte, ist das Gehirnwachstum des *Homo sapiens* seit langem abgeschlossen. Zudem braucht der heutige Mensch nicht mehr Hirnmasse, sondern eher mehr Umsetzung dessen, was der gesunde Menschenverstand sagt.

2. Neolithische Revolution

Der systematische Anbau von Nahrungspflanzen begann vor etwa 10 000 Jahren. Bereits lange davor sammelten die Menschen intensiv Urformen unserer Getreide und andere stärkehaltige Nahrungspflanzen. Durch den Ackerbau stieg der Anteil der pflanzlichen Nahrung weiterhin an.

In der Jungsteinzeit (Neolithikum, vor 11 500 bis 3 600 Jahren) erfolgte die Domestikation von Wildtieren zu Haus- und Nutztieren, insbesondere Schafen, Ziegen, Schweinen und Rindern. Dadurch stieg der Anteil tierischer Nahrungsmittel in der Ernährung wieder etwas an.

Die in dieser Phase der menschlichen Entwicklungsgeschichte praktizierte Ernährungsform wird als *Kulturnahrung* bezeichnet.

3. Die Industrialisierung der Nahrungsmittelproduktion

Die Ernährungsgewohnheiten des Menschen erfuhren eine rasche Veränderung mit der beginnenden Industriellen Revolution vor etwa 200 Jahren. Durch die Anwendung von Erkenntnissen aus der Chemie und durch moderne Konservierungsmethoden konnten verarbeitete Nahrungsmittel in großen Mengen immer billiger erzeugt werden. Zusammen mit den verbesserten Transportmöglichkeiten erlaubten sie die Versorgung der rasch wachsenden städtischen Bevölkerung mit ausreichend Lebensmitteln.

Die Folge der Industrialisierung der Nahrungsmittelherstellung war, dass die bisher weitgehend naturbelassene und überwiegend pflanzliche Nahrung durch eine stark verarbeitete, energiedichte und fettreiche, aber meist ballaststoffarme Kost ersetzt wurde. Tierische Nahrungsmittel wurden aufgrund der günstigen Preise verstärkt nachgefragt, insbesondere von der rasch wachsenden Arbeiterschicht.

Mit der Änderung der Ernährungsweise gingen arbeitsbedingt eine drastische Verringerung der körperlichen Aktivität und die Veränderung weiterer Lebensumstände einher. Viele der sogenannten Entwicklungs- und Schwellenländer, die in diese

Phase der Industrialisierung etwa ein Jahrhundert zeitverzögert zu den westlichen Industrienationen eintraten, wurden und werden ebenfalls mit diesen weitreichenden Veränderungen der Ernährungsgewohnheiten konfrontiert.

Die durch die Industrialisierung der Nahrungsmittelproduktion entstandene Ernährungsweise wird als *Zivilisationsnahrung* bezeichnet.

4. Die artgerechte Ernährung des Menschen

Aus der Entwicklungsgeschichte der Ernährung des Menschen ist erkennbar, dass der Mensch wie auch seine Vorfahren als Omnivoren (Allesesser) eingestuft werden kann. Die pflanzliche Nahrung war in den längsten Phasen dieser Entwicklung dominierend. Eine vegane Ernährung liegt aber nicht in der Natur des Menschen begründet, sondern ist eine Erscheinung seiner Kultur. Offenbar war weder eine vegane Ernährungsweise noch eine ausschließlich aus tierischen Nahrungsmitteln bestehende Kost während der menschlichen Evolution förderlich für die Arterhaltung oder die Auslese. Der tierische Anteil der Nahrung stammte in der frühen Phase überwiegend von Insekten, Echsen und anderen Kleinlebewesen sowie von Aas und Fischen. Erst die Sammler und Jäger verzehrten Fleisch von Säugetieren.

Die deutliche Präferenz pflanzlicher Kost über viele Jahrmillionen Evolution hinweg zeigt sich auch heute noch an anatomischen und physiologischen Merkmalen des Menschen. Diese unterscheiden sich kaum von denen der Gattung Homo vor 2,5 Millionen Jahren. So erlauben die Proportionen zwischen Magen, Dünn- und Dickdarm sowie die Größe der einzelnen Verdauungsabschnitte Rückschlüsse auf eine gemischte, aber überwiegend pflanzliche Kost. Bei typischen Fleischfressern nimmt der Magen fast 70% vom Volumen des gesamten Verdauungstraktes ein. Bei typischen (nicht wiederkäuenden) Pflanzenfressern verfügen Blind- und Dickdarm über ein sehr großes Volumen. Im Durchschnitt ist die Darmlänge bei Pflanzenfressern etwa doppelt so lang wie bei Fleischfressern. Beim Menschen stellt der Dünndarm mit etwa 60% des Volumens den

**Tabelle 6: Anatomische und physiologische Unterschiede
bei Pflanzenfressern und Fleischfressern im Tierreich
(nach v. Koerber et al. 2012, S. 30)**

Merkmal	Pflanzenfresser (Herbivoren)	Fleischfresser (Carnivoren)
Maulöffnung	klein, Hautfalten bzw. Backentaschen	weit, z. T. bis zum Kiefergelenk
Kaubewegung des Unterkiefers	senkrecht und waagrecht	senkrecht
Zähne	schneiden und mahlen	reißen und festhalten
Zunge	muskulös, kräftig, rau	dünn
Speichelsekretion pH-Wert Speichelenzyme	viel alkalisch Amylase, Ptyalin	wenig sauer keine
Gärmagen	teilweise mehrfache	keiner
Magensäuresekretion	schwach	stark
Nahrungsverweildauer im Magen	lang	kurz
Darmoberfläche	Zotten	glatt
Dickdarmmuskeln	Tänien, Haustren	glatt
Unverdauliches	bakterieller Abbau von Cellulose	Auflösung von Haaren, Knorpel und Knochen
Verhältnis von Darm zu Körperlänge	groß	klein

größten Teil des Verdauungstrakts dar. Diese Vergleiche zeigen, dass der Mensch den typischen Herbivoren (Pflanzenfressern) deutlich näher steht als den typischen Carnivoren (Fleischfressern).

Einen überwiegenden Verzehr pflanzlicher Kost belegt auch die Art der Zähne der Vorfahren des Menschen. Die auf den Mahlzähnen erkennbaren Abnutzungsspuren von *Australopithecinen* entstanden durch das intensive Kauen von Pflanzen, Reißzähne sind nur im Ansatz vorhanden. Auch die Schluck- und Kaubewegungen, die Schweißdrüsen und das Vorkommen stärkeabbauender Enzyme im Speichel des Menschen sind typische Merkmale von Pflanzenfressern.

Die Unfähigkeit des Menschen, Vitamin C zu synthetisieren, ist ein wichtiges physiologisches Merkmal, das auf den überwiegenden Verzehr pflanzlicher Nahrung unserer Vorfahren hindeutet. Offensichtlich war diese Fähigkeit bei dem zuverlässigen Angebot an Vitamin-C-haltigen Früchten und Blättern nicht erforderlich. Fleischfresser verfügen über die entsprechenden Enzymsysteme, um Vitamin C zu synthetisieren.

Alle wichtigen Unterschiede veranschaulicht ein Vergleich der anatomischen und physiologischen Gegebenheiten von Herbivoren mit Carnivoren (Tab. 6).

Generell kann eine überwiegend pflanzliche Kost als artgerechte Ernährung des Menschen bezeichnet werden. Die Zusammensetzung dieser Ernährung hängt von der jeweiligen Region ab und kann verschieden große Anteile pflanzlicher und tierischer Nahrung enthalten. Zur Erhöhung der Nahrungssicherheit, insbesondere in Extremsituationen, greift der Mensch auf ein sehr breites Spektrum an Nahrungsmitteln zurück. Bevor der Mensch hungert oder verhungert, verzehrt er alles ihm zur Verfügung stehende Essbare.

Die genetische Veranlagung ist bei allen Lebewesen für die Verwertung und Verstoffwechselung der Nahrung verantwortlich. Die Genetik wird durch das über Jahrmillionen hinweg vorhandene konstante Nahrungsangebot geprägt. Vollständige evolutionsbedingte genetische Anpassungen benötigen sehr lange Zeiträume. Diese Bedingung war mehrere Millionen Jahre lang erfüllt, bis etwa zum Ende der Sammler-und-Jäger-Zeit. Seit der anschließenden rund 10000 Jahre des Ackerbauzeitalters war nicht genügend Zeit für eine vollständige genetische Anpassung an das veränderte Nahrungsangebot. Typische Beispiele für unvollständige Anpassungen sind die Laktose-Intoleranz und (möglicherweise) die Gluten-Unverträglichkeit. Die Epigenetik zeigt allerdings, dass bestimmte Fähigkeiten, die vorübergehend blockiert sind, rasch wieder aktiviert werden können.

Während der Sammler-und-Jäger-Zeit bestand die pflanzliche Nahrung überwiegend aus Blättern, Samen, Früchten, Nüssen und Wurzeln. Mit dem Beginn des Ackerbau-Zeitalters wurden vornehmlich stärkehaltige Pflanzen kultiviert, so die verschiedenen Getreidearten. Die Auswahl beschränkte sich auf nur wenige Arten, an die sich der Mensch nicht vollständig anpassen konnte. Allerdings kann die veränderte Nahrungsmittelauswahl im Ackerbau noch als artgerechte Ernährung bezeichnet werden, denn die Kost bestand weiterhin überwiegend aus pflanzlichen Lebensmitteln.

In den letzten 200 Jahren und besonders seit dem Ende des Zweiten Weltkriegs stellt die *Zivilisationsnahrung* nur noch teilweise eine artgerechte Ernährung dar. In diesem sehr kurzen Zeitraum konnte keine wesentliche physiologische Anpassung an diese Ernährungsweise erfolgen.

Vor diesem Hintergrund lassen sich die heute typischen *Zivilisationskrankheiten* als Überlastung der menschlichen Regulationssysteme deuten. Die entwicklungsgeschichtlich plötzliche Abweichung kann nicht mehr kompensiert werden. Der Körper kommt mit dem drastisch veränderten Nahrungsmittelmuster nicht mehr zurecht. Die Folge sind die weit verbreiteten ernährungsmitbedingten Erkrankungen, die seit Jahrzehnten die Hauptkrankheitslast in den Wohlstandsgesellschaften darstellen.

Auch die körperliche Aktivität und damit der Energiebedarf der Menschen haben in den letzten 100 Jahren stark abgenommen. Da sich die Nahrungsenergiezufuhr kaum verändert hat, ist Überernährung heute das größte Ernährungsproblem in den Industrienationen und zunehmend auch weltweit. Es ist sehr widersprüchlich, dass sich Menschen trotz des breiten Nahrungsangebots besser als je zuvor ernähren könnten, aber zunehmend an den Folgen von einseitiger Kost und Überernährung sowie Bewegungsmangel erkranken.

VI. Ernährungsphysiologische Bewertung des Veganismus

1. Von der Risiko- zur Nutzenbewertung

Die Ernährung soll den Körper mit allen lebensnotwendigen Nährstoffen versorgen, die Leistungsfähigkeit erhalten, das Risiko für chronische Erkrankungen senken und die Gesundheit fördern. In der Vergangenheit wurde oft über mögliche Nährstoffmängel bei einer vegetarischen und veganen Ernährung diskutiert. Bis etwa Mitte der 1990er Jahre befassten sich rund die Hälfte der publizierten wissenschaftlichen Beiträge zur vegetarischen oder veganen Ernährung mit Fragen zur ausreichenden bzw. unzureichenden Nährstoffversorgung.

In dieser Zeit beruhte die übliche Abwertung der vegetarischen und besonders der veganen Ernährung fast ausschließlich auf Untersuchungen potentieller Risiken, wie eine Unterversorgung mit Eisen und besonders Vitamin B_{12}. Die zugrunde liegende Vermutung war, dass sich bei einer vegetarischen und besonders bei einer veganen Ernährung mit höherer Wahrscheinlichkeit Nährstoffmängel entwickeln als bei der konventionellen Kost.

Ab Ende der 1990er Jahren rückten die präventiven und therapeutischen Aspekte pflanzlicher Kostformen in den Mittelpunkt des wissenschaftlichen Interesses. Dieser Trend setzt sich bis heute fort. Die neuen Erkenntnisse führten zu einer veränderten Bewertung, in der das Risiko sowohl für Mangelernährung als auch Überernährung berücksichtigt wird. Zunächst wurde das Nutzen-Risiko-Verhältnis für eine vegetarische oder vegane und eine konventionelle Kost als gleich eingeschätzt. Inzwischen zeigen zahlreiche epidemiologische Studien, dass vegetarische, vegane und andere überwiegend pflanzlich betonte Ernährungsweisen das Risiko für verschiedene chronische Krankheiten sowie die Gesamtsterblichkeitsrate senken können.

Die Ergebnisse aus den vorliegenden Studien belegen, dass

günstig zusammengesetzte vegetarische oder vegane Ernährungsweisen stärker gesundheitsfördernd und weniger gesundheitsge-
fährdend sind als eine konventionelle Kost. Aus Sicht der Gesund-
heitswissenschaften übersteigen die gesundheitlichen Vorteile
einer vegetarischen oder veganen Ernährung deutlich die möglichen Risiken.

2. Gesundheitsverhalten

Die wesentlichen Aspekte einer gesunden Lebensführung können das Risiko verschiedener Erkrankungen, wie Übergewicht,
Herz-Kreislauf-Erkrankungen, Diabetes mellitus Typ 2, Fettstoffwechselstörungen und einige Krebserkrankungen, entscheidend
beeinflussen. Wichtige Aspekte eines gesunden Lebensstils sind
neben einer pflanzlich betonten Ernährung körperliche Aktivität, Nichtrauchen und, wenn überhaupt, der sparsame Konsum
von Alkohol.

Zum eigenen Gesundheitszustand äußern sich besonders
die Veganerinnen sehr unterschiedlich. Einerseits sind sie vom
gesundheitlichen Nutzen ihrer Ernährungs- und Lebensweise
überzeugt: Sie geben in Befragungen wesentlich häufiger als die
Durchschnittsbevölkerung an, dass sie ihren Gesundheitszustand
als gut oder sehr gut einschätzen und dass sich dieser durch ihre
Ernährung verbessert hat. Allerdings weichen neben dem Ernährungsmuster auch andere mit dem Gesundheitszustand verbundene Verhaltensweisen von Veganerinnen und Veganern oft
deutlich von denen der Durchschnittsbevölkerung ab. Dies gilt
besonders für häufigere körperliche Aktivität sowie einen geringeren Konsum von Alkohol, Nikotin und anderen Genussmitteln. Entsprechend ist der subjektiv empfundene und objektiv
meist bessere Gesundheitszustand von Veganern das Ergebnis
einer insgesamt stärker gesundheitsorientierten Lebensweise.

Andererseits beurteilen vegetarisch oder vegan lebende Teenager
und junge Frauen im Vergleich zu gleichaltrigen Mischköstlerinnen ihren Gesundheitszustand häufiger als mäßig bis schlecht.
Auch psychische Beeinträchtigungen wie Depressionen, Schlaf-
störungen und Selbstverletzungen wurden teilweise häufiger be-

richtet als von den Mischköstlerinnen. Andere Untersuchungen zeigten, dass vegetarisch/vegan lebende, meist weibliche Jugendliche und junge Erwachsene ungesunde Verhaltensweisen praktizieren wie Alkohol- und Tabakkonsum sowie übertriebene Maßnahmen zur Reduktion des Körpergewichts.

Tägliche *körperliche Aktivität* ist wesentlicher Bestandteil der Prävention verschiedener Erkrankungen. Neben Übergewicht gilt dies besonders für atherosklerotische Veränderungen bzw. für die verantwortlichen Risikofaktoren wie Diabetes mellitus Typ 2, Bluthochdruck und erhöhte Blutlipidwerte, die im Verlauf zum gefürchteten metabolischen Syndrom führen können. Durch die Kombination von veganer Ernährung und leichtem Ausdauersport wird meist eine wesentlich deutlichere Verbesserung des Gesundheitszustandes erreicht als durch vegane Ernährung allein oder nur durch Sport. Menschen, die bereits einen gesundheitsfördernden Lebensstil praktizieren, können durch ausreichende Bewegung die Sterblichkeit weiter reduzieren. Dies gilt insbesondere für Herz-Kreislauf-Erkrankungen und Krebs. Neben den physiologischen Wirkungen trägt Sport zudem zu einer psychischen Stabilisierung bei.

Verschiedene Untersuchungen zeigen, dass Veganer insgesamt mehr Sport treiben als der Bevölkerungsdurchschnitt. Der Anteil der körperlich inaktiven Teilnehmer betrug in Studien etwa 30 %. In der Deutschen Vegan-Studie gaben 23 % der Teilnehmerinnen an, viel Sport zu treiben, 49 % mittel bis wenig und 28 % selten oder nie. In der Studie zur Gesundheit Erwachsener in Deutschland trieben Vegetarier häufiger mehr als 4 Stunden pro Woche Sport als die Allgemeinbevölkerung. Bei jugendlichen Veganern gibt es kaum Unterschiede zu Mischköstlern gleichen Alters.

Sport dient gerade bei jungen Frauen auch dazu, eine rigide Körpergewichtskontrolle auszuüben. Das ist insbesondere im Zusammenhang mit einer bestehenden Essstörung der Fall. Bei Jugendlichen und jungen Erwachsenen mit Essstörungen finden sich pflanzliche Kostformen häufiger als in der Gesamtpopulation dieser Altersgruppen.

Der Umgang mit *Genussmitteln* bei erwachsenen Veganern ist auffallend zurückhaltender als in der Bevölkerung insgesamt.

So liegt der Anteil der *Raucher* bei erwachsenen Vegetariern und Veganern in Deutschland unter 10%, bei der erwachsenen Durchschnittsbevölkerung dagegen zwischen 21–27%. In anderen Ländern werden für Veganer Anteile von 3–24%, für junge Veganer von über 20% festgestellt.

Der Konsum *alkoholischer Getränke* bei erwachsenen Veganern war früher seltener und geringer als bei Nichtvegetariern. Niemals Alkohol tranken durchschnittlich etwa ein Drittel der Nichtvegetarier, etwa die Hälfte der Vegetarier und drei Viertel der Veganer. Bei Veganern, die Alkohol tranken, lag die durchschnittlich konsumierte Alkoholmenge unter 1 g/d, in der Allgemeinbevölkerung in Deutschland durchschnittlich bei 5 g/d (Frauen) und bei 16 g/d (Männer). Inzwischen ist der Alkoholkonsum insgesamt zurückgegangen, bei den Veganern aber gestiegen.

So ermitteln die meisten neueren Untersuchungen nur noch geringe Unterschiede im Alkoholkonsum von Vegetariern/Veganern und Mischköstlern. Die Befragungen in den USA zeigten uneinheitliche Ergebnisse. Entweder tranken Vegetarier und Veganer gegenüber den Nichtvegetariern weniger Alkohol oder Vegetarier hatten einen 30% höheren Verbrauch an alkoholischen Getränken. Es ist bekannt, dass besonders bei Fragen zum Alkoholkonsum die Angaben oft deutlich unter dem wirklichen Konsum liegen.

Der Genuss von *Kaffee* oder *schwarzem Tee* wurde nur in wenigen älteren Studien bei Vegetariern untersucht. Beide Getränke werden von vielen Vegetariern und Veganern selten oder nie getrunken. So waren es bei den Teilnehmern der Gießener Vegetarierstudie jeweils etwa 40%, die diese Getränke nie, und weitere 20%, die sie selten konsumierten. Bei den generell gesundheitsbewusst lebenden Siebenten-Tags-Adventisten in den USA konsumierten die Vegetarier und Veganer nur ein Zwanzigstel der (bereits geringen) Kaffeemengen der Nichtvegetarier dieser Religionsgemeinschaft. Auch die Vegetarierinnen und Veganer der Gießener Vollwert-Ernährungs-Studie tranken nur geringe, die Teilnehmer der Deutschen Vegan-Studie sehr geringe Mengen an Kaffee und schwarzem Tee.

Ein hoher Konsum isolierter *Zucker* ist oft mit einem insgesamt ungünstigen Ernährungsmuster assoziiert und deshalb aus ernährungsphysiologischer Sicht nicht erwünscht. Der deutliche Anstieg des Zuckerverbrauchs und besonders der des hohen Konsums zuckergesüßter Getränke haben maßgeblich zur Entstehung von Übergewicht sowie Diabetes mellitus Typ 2 beigetragen. Vegetarier und besonders Veganer gehen zwar teilweise sparsamer mit isolierten Zuckern und Süßigkeiten um als die Allgemeinbevölkerung, teilweise gibt es jedoch keine großen Unterschiede zu Nichtvegetariern. Neuere Studien aus der Schweiz lassen auf einen deutlich höheren Zuckerkonsum bei Veganern im Vergleich zu Vegetariern und Mischköstler schließen.

Die Einnahme von *Nahrungsergänzungsmitteln* von Veganern steht im Widerspruch zu ihrer generellen Auffassung, dass eine vegane Ernährung gesundheitliche Vorteile gegenüber üblicher Ernährung aufweist. Verschiedene Untersuchungen zeigen, dass Vegetarier, aber insbesondere Veganer, häufiger Vitamin- und Mineralstoffpräparate einnehmen als Nichtvegetarier. In der Durchschnittsbevölkerung ist die Einnahme von Nährstoffpräparaten bei Frauen häufiger als bei Männern.

Der Vollständigkeit halber müssen eine ganze Reihe weiterer Aspekte genannt werden, die zu einem umfassenden Gesundheitsverhalten zählen wie Sonnenschutz, Umgang mit Stress und psychischen Belastungen, ausreichend Schlaf sowie Inanspruchnahme von medizinischen (Vorsorge-)Leistungen.

3. Ermittlung der Nährstoffversorgung

Um die Versorgung einzelner Personen oder von Bevölkerungsgruppen mit Lebensmitteln oder Nährstoffen zu erfassen, werden verschiedene Methoden eingesetzt. Diese Methoden unterscheiden sich in Anwendbarkeit, Genauigkeit und Aussagekraft teilweise erheblich und werden in zwei Hauptgruppen eingeteilt: Ernährungserhebungen und Untersuchungen zum Ernährungsstatus.

Ernährungserhebungen basieren auf Aufzeichnungen und/oder dem Erinnerungsvermögen der Testpersonen. Die Qualität der Ergebnisse hängt sehr stark von der Kooperationsbereitschaft und Zuverlässigkeit der Probanden ab. Ein Beispiel ist die *Wiegemethode*, bei der während eines bestimmten Zeitraums sämtliche Nahrungsmittel vor dem Verzehr abgewogen werden, teilweise sogar vor und nach der Zubereitung. Angesichts dieser zeitintensiven und teilweise als lästig empfundenen Methode beginnen manche Probanden, die Nahrungsmengen nur noch abzuschätzen, anstatt sie zu wiegen. Manchmal ändern sie während des Untersuchungszeitraums ihr Ernährungsverhalten, indem sie weniger bzw. seltener essen, um das Wiegen und Aufzeichnen zu erleichtern.

Deshalb wurde eine ganze Reihe weiterer Methoden zur Erfassung des Lebensmittelverzehrs entwickelt. Diese können auf indirekte oder direkte Art durchgeführt werden. Allen Methoden gemeinsam ist, dass die ermittelte Lebensmittelaufnahme mit den empfohlenen Richtwerten verglichen wird. Je größer die Übereinstimmung zwischen den ermittelten und empfohlenen Werten ist, umso höher ist die Wahrscheinlichkeit, dass die untersuchte Ernährungsweise den physiologischen Bedürfnissen entspricht.

Aus der ermittelten Lebensmittelaufnahme kann die Nährstoffzufuhr anhand von Nährwertdatenbanken (oder auch Nährwerttabellen) berechnet werden. Je nach verwendeter Datengrundlage und deren Aktualität kann die sich aus dem Verzehr ergebende Nährstoffaufnahme selbst bei korrekter Erfassung des Lebensmittelverzehrs beträchtliche Unterschiede aufweisen. Weitere Schwankungen ergeben sich aus Lagerungs- und Transportverlusten, den Zubereitungsmethoden sowie der Anwesenheit von Begleitstoffen in der Kost, die die Resorption entweder fördern oder hemmen.

Durch verbesserte Analysemethoden sowie die Berücksichtigung von Sortenauswahl, Klima, Standort und anderen Umwelteinflüssen ergeben sich heute teilweise erheblich andere Messwerte, als in den Nährwerttabellen angegeben sind. Das ist insbesondere bei Vitaminen und Mineralstoffen der Fall. Außerdem sind die Nährstoffgehalte eines Lebensmittels nicht standardisierbar, deshalb können Nährwerttabellen immer nur Durchschnittswerte liefern.

Ernährungserhebungen haben den Vorteil, dass sie relativ einfach und kostengünstig durchzuführen sind. Allerdings liefern sie keine Angaben über die tatsächliche Versorgungssituation, sondern erlauben lediglich den Vergleich zwischen tatsächlich zugeführter und empfohlener Nährstoffmenge.

Der *Ernährungsstatus* wird durch direkte Messungen von Nährstoffparametern anhand anthropometrischer, klinisch-biochemischer, immunologischer oder leistungsphysiologischer Messgrößen ermittelt. So ergibt sich ein relativ genaues Bild über die Nährstoffversorgung einzelner Personen oder von Bevölkerungsgruppen. Die Messungen haben allerdings den Nachteil, dass sie sehr aufwändig und teilweise auch sehr kostspielig sind. Die bevorzugte Methode ist die Messung eines Nährstoffes in einem bestimmten Stoffwechselweg, etwa durch die Aktivitätsmessung von Enzymen, die bestimmte Vitamine als Coenzyme benötigen.

4. Empfehlungen für die Nährstoffzufuhr

Der Nährstoffbedarf des Menschen ist die wichtigste Grundlage für die Überprüfung der Frage, ob jedwede Ernährung dazu geeignet ist, die Nährstoffversorgung sicherzustellen. Der Nährstoffbedarf ist diejenige Menge eines Nährstoffes, die aus objektivierbaren, naturwissenschaftlichen Gründen für die Aufrechterhaltung aller Körperfunktionen des Organismus und somit für optimale Gesundheit und Leistungsfähigkeit benötigt wird.

Die Weltgesundheitsorganisation (WHO) definiert Gesundheit als «Zustand vollständigen körperlichen, geistigen und sozialen Wohlbefindens und nicht nur das Freisein von Erkrankungen und Gebrechen». Diese Definition beinhaltet, dass Gesundheit nicht absolut quantifiziert werden und somit auch nicht als objektive Messgröße dienen kann. Außerdem ist der von der WHO angestrebte optimale Zustand nicht nur von der Nährstoffversorgung abhängig und für die meisten Menschen auch nur sehr schwierig oder gar nicht zu erreichen.

Die Qualität der Körperfunktionen dagegen kann mit Hilfe unterschiedlicher naturwissenschaftlicher Untersuchungsmethoden (biochemische, immunologische und physiologische) überprüft und gemessen werden.

Der Nährstoffbedarf des Menschen setzt sich zusammen aus dem Grundbedarf und dem Mehrbedarf oder Leistungsbedarf. Der *Grundbedarf* ist die niedrigste Zufuhr eines Nährstoffes, die zur Vermeidung von Mangelerscheinungen notwendig ist. Diese Mangelerscheinungen können durch klinische Merkmale und Symptome sowie biochemische und physiologische Messgrößen nachgewiesen werden.

Der *Mehrbedarf* stellt eine Steigerung des Grundbedarfs dar, die sich unter bestimmten physiologischen Bedingungen (wie Wachstum, Schwangerschaft, Laktation) einstellt. Auch die Wirkungen von Umwelteinflüssen (Erkrankungen, Stress, körperliche Aktivität usw.) und Interaktionen zwischen anderen Nahrungsbestandteilen und Nährstoffen tragen zum Mehrbedarf bei. Insbesondere der Grundbedarf ist für einzelne Individuen nur sehr schwer zu bestimmen, denn er weist erhebliche Streuweiten auf und ist von vielen Bestimmungsfaktoren abhängig (Tab. 7).

Der Nährstoffbedarf einzelner Personen ist schwierig zu bestimmen. Mögliche Methoden sind Nährstoffbilanzstudien und biochemische Untersuchungen. Noch schwieriger, als den Nährstoffbedarf zu bestimmen, ist der Vergleich des Nährstoffbedarfs verschiedener Individuen. Um Aussagen zum Bedarf größerer Bevölkerungsgruppen machen zu können, ist es notwendig, Personen mit ähnlichen Merkmalen wie Geschlecht und Alter zusammenzufassen. Innerhalb dieser Gruppen ist der Nährstoffbedarf normalverteilt. Ausgehend von dieser Normalverteilung entwickeln nationale und internationale Fachgremien Referenzwerte für die Nährstoffzufuhr.

Tabelle 7: Bestimmungsfaktoren des Nährstoffbedarfs

Genetische Faktoren	Schwangerschaft und Stillzeit
Gesundheitsstatus	Physiologischer Status
Geschlecht	Ernährungsgewohnheiten
Alter	Stress
Körpergröße	Aufnahme von Fremdstoffen/Pharmaka
Körpergewicht	Weitere Umweltfaktoren (Klima usw.)
Körperliche Aktivität	

Die Referenzwerte sind unterteilt in drei Kategorien:

- *Empfehlungen* betreffen alle Nährstoffe, deren Bedarf mit großer Sicherheit ermittelt werden konnte.
- *Schätzwerte* gelten, wenn der Bedarf an einem Wirkstoff noch nicht mit wünschenswerter Genauigkeit ermittelt werden konnte.
- *Richtwerte* dienen als Orientierungshilfe, die aus ernährungs-physiologischer und gesundheitspolitischer Sicht geboten erscheinen.

Diese Referenzwerte sollen gewährleisten, dass bei ihrer Befolgung theoretisch nahezu alle Personen einer Bevölkerung ausreichend mit den entsprechenden Nährstoffen versorgt sind.

Die Referenzwerte sind aber nicht mit dem tatsächlichen Nährstoffbedarf identisch, sondern liegen höher. Wird der durchschnittliche Bedarf einer Bevölkerung als Grundlage der Nährstoffempfehlung herangezogen, ergibt sich nur für die Hälfte der Bevölkerung eine ausreichende Versorgung, denn der Bedarf der anderen Bevölkerungshälfte liegt oberhalb des durchschnittlichen Bedarfs. Aus diesem Grunde werden entsprechende Sicherheitszuschläge (statistisch zwei Standardabweichungen) hinzuaddiert, um die überwiegende Mehrheit der Bevölkerung (97,5 %) ausreichend mit den jeweiligen Nährstoffen zu versorgen.

Weitere Sicherheitszuschläge kommen hinzu, um dem teilweise ungenügenden wissenschaftlichen Kenntnisstand bezüglich des tatsächlichen Bedarfes bestimmter Nährstoffe gerecht zu werden. Referenzwerte haben daher nur einen begrenzten Aussagewert für einzelne Personen und dienen lediglich als Orientierung. Dennoch sollten im mittelfristigen Zeitverlauf (Wochen, Monate) die Referenzwerte im Durchschnitt erreicht werden, um mögliche Nachteile, wie Leistungseinschränkungen, zu vermeiden.

5. Nahrungsenergie- und Nährstoffversorgung

Nach dem derzeitigen Erkenntnisstand der ernährungswissenschaftlichen Forschung wird eine Lebensmittelauswahl empfohlen, die der optimalen Nährstoffversorgung sowie der Prävention ernährungsmitbedingter Erkrankungen dient (Tab. 8). Verschiedene wissenschaftliche Untersuchungen haben gezeigt, dass eine günstig zusammengestellte vegane Ernährung dazu geeignet ist, diese Empfehlungen zu erfüllen. Dabei muss diese vollwertig sein und, wie später noch ausführlich dargestellt wird, eine sichere Versorgung mit Vitamin B_{12} beinhalten.

5.1 Nahrungsenergieversorgung

Die Nahrung liefert die Energie, die der Mensch zur Aufrechterhaltung seiner Körperfunktionen benötigt. Der Energiebedarf setzt sich aus dem Grundumsatz, dem Leistungsumsatz und der nahrungsinduzierten Thermogenese zusammen. Richtwerte für die Nahrungsenergiezufuhr orientieren sich im Gegensatz zu den Empfehlungen für nicht energieliefernde Nährstoffe statistisch am mittleren Bedarf für die jeweilige Bevölkerungsgruppe und enthalten keine Sicherheitszuschläge. Das bedeutet, dass mit dieser Energiezufuhr theoretisch die Hälfte des entsprechenden Kollektivs überversorgt, während es für die andere Hälfte nicht ausreichend wäre.

Auch dies macht deutlich, dass die offiziellen Referenzwerte nur einen begrenzten Aussagewert für den Einzelnen besitzen. Allerdings ist eine Einschätzung der adäquaten Energiezufuhr anders als bei den nichtenergieliefernden Nährstoffen relativ einfach durch die Überprüfung des Körpergewichts möglich.

Die Nahrungsenergiezufuhr von Veganern überschreitet nur

**Tabelle 8: Lebensmittelauswahl zur optimalen
Nährstoffversorgung und Vorbeugung von Krankheiten**

Erhöhter Verzehr	Verminderter Verzehr
Vollkornprodukte	Auszugsmehlprodukte
Nüsse und Samen	Zucker und Salz
Hülsenfrüchte	Fett
Omega-3-Fettsäuren	Omega-6-Fettsäuren
Beeren aller Art	Gepökeltes und stark Gesalzenes
Fermentiertes Gemüse	Geräuchertes und scharf Gebratenes
Unerhitzte Frischkost	Rotes Fleisch und Wurstwaren
Kräuter und Gewürze	Fast Food
Kalorienfreie Getränke	Gesüßte Getränke
Wasser	Alkohol
Pflanzliche Lebensmittel	Tierische Nahrungsmittel

selten die Empfehlungen der nationalen Gremien. Dies hängt zum einen mit dem hohen Ballaststoffgehalt der von Veganern verzehrten Lebensmittel zusammen. Ballaststoffreiche Nahrungsmittel sorgen durch ihr Quellvermögen für eine langanhaltende Sättigung und weisen eine verminderte Energiedichte auf. (Die Energiedichte gibt an, wie viel Energie in 100 g/ml eines Lebensmittels enthalten sind.)

Die von Vegetariern praktizierte, im Vergleich zur Durchschnittsbevölkerung geringere Nahrungsenergiezufuhr, die den Empfehlungen der Ernährungswissenschaft entspricht, erweist sich insgesamt als günstig. Dies gilt besonders bezüglich der Vermeidung von Übergewicht und damit in Zusammenhang stehenden ernährungsmitbedingten Erkrankungen. Auch die gesundheitsbewusstere Lebensführung von Veganern dürfte hierbei eine Rolle spielen.

Bei veganer Ernährung kann die Energieaufnahme aber auch zu niedrig sein, denn es werden überwiegend Lebensmittel mit teilweise sehr niedriger Energiedichte verzehrt. Wenn dem Körper keine ausreichende Nahrungsenergie in Form von Kohlenhydraten und Fett zur Verfügung steht, werden Proteine aus der Nahrung zur Energiegewinnung herangezogen. Wenn auch die Nahrungsproteine verbraucht sind, werden Körperproteine zur

Bereitstellung von Energie abgebaut. Dennoch ist eine vegane Ernährung bei entsprechend breiter Lebensmittelauswahl leicht dazu in der Lage, den Nahrungsenergiebedarf zu decken. Dies gilt auch für besondere Lebensphasen, wie Schwangerschaft, Wachstum und im höheren Alter.

5.2 Nährstoffversorgung

Nährstoffe können in energieliefernde (Hauptnährstoffe) und nicht energieliefernde Nährstoffe unterteilt werden. Zur Gruppe der energieliefernden Nährstoffe zählen Kohlenhydrate, Fette und Proteine. Zu den nicht energieliefernden Nährstoffen zählen Vitamine und Mineralstoffe. Wichtig sind auch die Ballaststoffe sowie sekundäre Pflanzenstoffe und weitere physiologisch bedeutsame Substanzen in Lebensmitteln.

Die seit 2017 geltenden Empfehlungen der drei offiziellen deutschsprachigen Ernährungsgesellschaften (Deutschland, Österreich, Schweiz, abgekürzt D-A-CH) sehen für die energieliefernden Nährstoffe folgende Zufuhrmengen der prozentualen Nahrungsenergie vor:

– Protein etwa 10%,
– Fett maximal 30%,
– Kohlenhydrate über 50%.

Die tatsächliche Zufuhr der Bevölkerung weicht teilweise deutlich von diesen Empfehlungen ab. Veganer und teilweise Vegetarier kommen diesen Empfehlungen wesentlich näher als Mischköstler.

5.2.1 Proteine

Eine ausreichende Proteinversorgung bei veganer Ernährung wurde in der Vergangenheit heftig und wird weiterhin lebhaft diskutiert. Der Hintergrund sind der geringere Gehalt an Protein in pflanzlichen Lebensmitteln sowie die niedrigere biologische Wertigkeit (s. u.) des Proteins im Vergleich zu tierischen Nahrungsmitteln. Daher galt eine vegane Kost als ungeeignet, den Proteinbedarf des Menschen zu decken. Diese These ist seit langem widerlegt, sie wird aber von den Kritikern des Veganismus weiterhin verbreitet.

Dabei ist oft das Gegenteil der Fall, denn eine vegane Ernährung ist bezüglich der Proteinversorgung als günstig zu bewerten, weil die tatsächliche Proteinzufuhr bei konventioneller Kost mit durchschnittlich 64 g/Tag (Frauen) und 85 g/Tag (Männer) deutlich über den Empfehlungen liegt. Die Nachteile einer überhöhten Proteinzufuhr, besonders mit tierischen Produkten, sind neben erhöhten Risiken für Krebs und Diabetes mellitus Typ 2 auch ungünstige Wirkungen auf den Säure-Basen-Haushalt.

Zur Bewertung der Proteinqualität verschiedener Lebensmittel dient die Biologische Wertigkeit (BW). Die BW ist ein Maß dafür, in welchem Umfang aufgenommenes Nahrungsprotein (ohne Berücksichtigung der Verdaulichkeit) der Synthese von Körperprotein dient. Ausschlaggebend sind die neun unentbehrlichen Aminosäuren, die in allen proteinhaltigen Lebensmitteln in unterschiedlichen Anteilen enthalten sind.

Das Aminosäurenmuster einzelner tierischer Nahrungsmittel kommt dem Aminosäurenbedarf des Menschen näher als das einzelner pflanzlicher Lebensmittel (Ausnahme: Soja- und Lupinenprotein). Die BW des Proteins aus tierischen Nahrungsmitteln liegt durchschnittlich bei 80 %, die von pflanzlichen Proteinen bei 70 %. Die höchste BW weist mit 94 % Vollei auf. Es dient als Referenzmaß und wird 100 % gleichgesetzt (Tab. 9).

Verschiedene Untersuchungen haben gezeigt, dass die Proteinzufuhr von Veganern meist unter der von Nichtveganern liegt. Veganer sind trotzdem ausreichend mit Protein versorgt, da sich bei vielfältiger Nahrungsmittelauswahl die Biologische Wertigkeit ergänzt. Durch die Kombination der Proteine aus verschiedenen pflanzlichen Lebensmitteln lässt sich eine Aufwertung der BW bis zu 100 % erreichen. Übrigens kann eine Mischung aus Ei und Kartoffeln eine BW von 136 erreichen.

Die offiziell empfohlene Proteinzufuhr von 0,8 g/kg Körpergewicht/Tag für Erwachsene ergeben etwa 10 % der Nahrungsenergie. Die Berechnungsgrundlage ist das Normalgewicht. Für eine 60 kg schwere Person wären das 48 g und für eine 70 kg schwere Person 56 g Protein pro Tag, also deutlich weniger als

Tabelle 9: Biologische Wertigkeit (BW) der Proteine und Proteingehalte verschiedener Lebensmittel

	BW	Energieprozent Protein
Hühnerei	100	13
Schweinefleisch	85	20
Rindfleisch	80	20
Geflügel	80	18
Kuhmilch	72	3,3
Soja	81	38
Roggen	78	11
Kartoffeln	76	2
Bohnen	72	21
Mais	72	10
Reis	66	7
Weizen	59	14

die durchschnittliche Zufuhr bei konventioneller Kost. Die Mengen an pflanzlichen Lebensmitteln, die verzehrt werden müssen, um den Proteinbedarf sicher zu decken, entsprechen üblichen Verzehrmengen. Die wichtigsten Quellen für pflanzliche Proteine sind Hülsenfrüchte und Getreide, aber auch Gemüse und Nüsse zählen dazu.

Veganer sollten deshalb auf eine günstige Kombination verschiedener Proteinquellen achten, etwa Hülsenfrüchte und Getreide. Allerdings muss die Kombination der verschiedenen Proteinquellen nicht zwingend innerhalb einer Mahlzeit erfolgen, sondern kann über den Tag auf die verschiedenen Mahlzeiten verteilt werden. Außerdem ist eine ausreichende Nahrungsenergiezufuhr wichtig, um zu vermeiden, dass Nahrungsproteine zur Energiegewinnung herangezogen werden. Aus ernährungsphysiologischen Gründen kann bezüglich der Proteinversorgung eine vegane Ernährung empfohlen werden.

5.2.2 Kohlenhydrate

Fast alle pflanzlichen Nahrungsmittel enthalten Kohlenhydrate, in tierischen dagegen sind sie kaum vorhanden. Hauptquellen für Kohlenhydrate sind Getreide, Kartoffeln, Hülsenfrüchte,

Obst und Gemüse. Eine erhebliche quantitative Bedeutung haben in der Durchschnittsernährung auch Süßwaren und gezuckerte Getränke.

Die im Körper gespeicherten Kohlenhydratreserven reichen etwa 24 Stunden zur Deckung des Energiebedarfs. Sind diese aufgebraucht, greifen die Zellen der meisten Organsysteme zur Energiegewinnung auf die mit der Nahrung zugeführten Fette bzw. die vorhandenen Fettreserven des Körpers zurück. Ausnahmen bilden die Zellen des Zentralnervensystems, des Nierenmarks und die roten Blutkörperchen, die auf eine kontinuierliche Versorgung mit Zucker, als Glucose, angewiesen sind.

Nach den offiziellen Empfehlungen sollen mehr als 50% der Nahrungsenergie in Form von Kohlenhydraten aufgenommen werden, tatsächlich sind es zugunsten von Fett und Protein nur etwa 45%. Aber nicht nur der Anteil der Kohlenhydrate an der Nahrungsenergie, sondern auch die Art der Kohlenhydrate entspricht nicht den offiziellen Empfehlungen. Ein großer Teil der aufgenommenen Kohlenhydrate besteht aus verschiedenen Zuckern, die in Süßwaren, Gebäck und besonders in gesüßten Getränken enthalten sind.

Der *Glykämische Index* (GI) gibt an, wie schnell der aufgenommene Zucker in die Blutbahn gelangt. Je niedriger der GI, desto günstiger für den Körper. Zucker oder der Zucker aus schnell abbaubaren Kohlenhydraten, beispielsweise Weißmehl, haben einen höheren GI als komplexe Kohlenhydrate, etwa aus Hülsenfrüchten.

Die *Glykämische Last* (GL) ergibt sich aus dem GI multipliziert mit der Menge an Kohlenhydraten pro Portion Lebensmittel. Die GL entspricht der gesamten glykämischen Belastung einer Mahlzeit und ist ein besserer Indikator als die GI allein. So weisen beispielsweise Kartoffeln mit einem hohen GI bei einer üblichen Verzehrmenge eine geringe GL auf.

Bei Veganern liegt der Kohlenhydratanteil meist im Bereich der empfohlenen Menge. Durch die hohe Stärkeaufnahme (aus Getreide und Kartoffeln) ist auch die Zusammensetzung der Kohlenhydrate bei Veganern günstig. Allerdings wird durch den höheren Obstverzehr mehr Fructose zugeführt als mit konventioneller Kost. Menschen mit einer Fructose-Intoleranz oder -Unverträglichkeit müssen ihren Speiseplan entsprechend modifizieren.

Ballaststoffe zählen ebenfalls zu den Kohlenhydraten. Etwa die Hälfte ihrer Energie kann der Körper nutzen. Bei der empfohlenen Menge von täglich mindestens 30 g sind es etwa 60 Kcal (siehe VI. 5.3).

5.2.3 Fette

Das Verhältnis der verschiedenen mit der Nahrung aufgenommenen Fettsäuregruppen ist von gesundheitspräventiver Bedeutung. Aus heutiger Sicht ist eine Ernährung als günstig anzusehen, wenn im Fettanteil maximal ein Drittel gesättigte, etwa ein Drittel einfach ungesättigte und maximal ein Drittel mehrfach ungesättigte Fettsäuren enthalten sind. Von den langkettigen Omega-3-Fettsäuren sollten Schwangere täglich zusammen mindestens 250 mg aufnehmen. Leinsamen (geschrotet), Walnüsse und Soja sowie deren Öle enthalten die Vorstufen dieser Omega-3-Fettsäuren, die der Körper in geringen Mengen in die langkettigen Versionen umwandeln kann.

Wichtig ist auch das Verhältnis der Omega-6-Fettsäuren zu den Omega-3-Fettsäuren, das bei 5:1 oder niedriger liegen sollte. In der Bevölkerung beträgt dieses Verhältnis bis zu 20:1. Veganer können besonders mit Leinsamen (geschrotet), Walnüssen und Soja sowie mit deren Ölen Omega-3-Fettsäuren aufnehmen. Die Omega-6-Fettsäuren finden sich besonders in Sonnenblumen- und Maiskeimöl.

Transfettsäuren kommen vor allem in frittierten Produkten und Backwaren vor, wenn teilgehärtete Fette eingesetzt wurden. Pommes frites, Kekse, Kartoffelchips und verschiedene Back- und Bratfette können nennenswerte Mengen an Transfettsäuren enthalten. Diese erhöhen das ungünstige LDL-Cholesterin, senken das günstige HDL-Cholesterin und fördern die Atherosklerose, die zu einem erhöhten Risiko für Herzinfarkt und Schlaganfall führen kann.

Cholesterin kommt ausschließlich im Tierreich vor, so dass die Kost von konsequenten Veganern davon frei ist. Cholesterin wird neben der alimentären Zufuhr auch im Körper selbst produziert. Auch wenn Cholesterin seit langem als kritischer Nahrungsbestandteil betrachtet wird, ist es doch lebensnotwendig. So wird das Steroid als Strukturbestandteil von Zellmembranen, als Ausgangssubstanz zahlreicher Hormone und als Vorstufe von Vitamin D benötigt. Zwar passt sich die körpereigene Synthese von Cholesterin der alimentären Zufuhr an, doch scheint dieser Mechanismus nicht unbegrenzt möglich zu sein und eine vollständige Adaption tritt nicht bei allen Individuen ein.

Die offiziellen Empfehlungen für die Fettzufuhr betragen bei üblicher geringer körperlicher Aktivität maximal 30% der Nahrungsenergie. In der Realität sind es zumeist Werte von 35% bei Frauen und 36% bei Männern. Für normalgewichtige Erwachsene sind Mengen von etwa 50–70 g/Tag ausreichend. Mangelerscheinungen aufgrund unzureichender Fettzufuhr spielen in den Industrienationen keine Rolle. Erkrankungen, besonders Übergewicht, die mit einem überhöhten Fettkonsum assoziiert werden, sind dagegen zu einem Problem geworden. Fette sind neben Energielieferanten auch Träger der fettlöslichen Vitamine sowie von Geschmackstoffen, die ihren Verzehr so beliebt machen.

Bei Veganern ist die Fettzufuhr im Allgemeinen deutlich niedriger als bei Nichtveganern und entspricht damit eher den offiziellen Empfehlungen. Der vielfältige Gebrauch von Pflanzenölen für die Zubereitung von Rohkost oder Bratlingen sowie der Verzehr von Fertigprodukten können zu einer erhöhten Fettzufuhr beitragen. Daher ist es ratsam, Fette aus vollwertigen Lebensmitteln wie Leinsamen (geschrotet) und Nüssen zu verwenden.

Veganer haben eine höhere Aufnahme von ungesättigten Fettsäuren als Nichtveganer. Diese verstärkte Zufuhr erfordert auch eine erhöhte Zufuhr an Vitamin E, dessen Bedarf von Veganern aber zumeist problemlos mit Nüssen gedeckt wird. Aus ernährungsphysiologischer Sicht ist eine vegane Ernährung bezüglich der Gesamtfettzufuhr und der Fettzusammensetzung positiv zu bewerten.

5.2.4 Vitamine

Der Begriff «Vitamine» wurde gewählt, weil bei ihrer Entdeckung davon ausgegangen wurde, dass diese Substanzgruppe ausschließlich aus für das Leben (vita) notwendigen Aminen (stickstoffhaltig) besteht. Schließlich erwies sich aber, dass es sich nicht bei allen Vitaminen um stickstoffhaltige Substanzen handelt. Vitamine umfassen organische Nahrungsbestandteile unterschiedlicher chemischer Klassen, die für den Organismus lebenswichtig sind. Abgesehen von wenigen Ausnahmen sind nur Pflanzen und Mikroorganismen in der Lage, Vitamine zu synthetisieren.

Die Vitamine werden in fettlösliche und wasserlösliche eingeteilt. Die wasserlöslichen Vitamine und das fettlösliche Vitamin K sind als Vorstufen bzw. Bestandteil von Coenzymen an enzymatischen Reaktionen beteiligt. Die fettlöslichen Vitamine A und E haben viele Aufgaben im Körper, das fettlösliche Vitamin D hat eher hormonartige Funktionen (Tab. 10).

Die fettlöslichen Vitamine A, D, E und K sowie das wasserlösliche Vitamin B_{12} können im Körper gespeichert werden. Bei einer Überdosierung von Vitaminen reagiert der Körper mit einer verstärkten Ausscheidung der den Bedarf übersteigenden Vitaminmenge. Bei Vitamin A kann es bei langfristig überhöhter Aufnahme zu toxischen Erscheinungen kommen, die bis zum Tode führen können.

Bei Veganern ist die Versorgung mit den meisten Vitaminen zumeist günstiger als bei konventioneller Kost. Durch die pflanzliche Kost werden vermehrt Vitamin C und E, Beta-Carotin (Vorstufe von Vitamin A), Folat sowie Vitamin B_1 aufgenommen. Eine niedrige Zufuhr kann bei den Vitaminen B_2 und D auftreten. Da Vitamin B_{12} nur in tierischen Produkten enthalten ist, sind langfristige konsequente Veganer auf Supplemente angewiesen. Im Folgenden werden die für Veganer relevanten Aspekte der Vitamine dargestellt.

Vitamin A (Retinol). In der Regel sind Veganer mit der Vorstufe von Vitamin A, nämlich Beta-Carotin, gut versorgt, da sie viel Carotin-haltige pflanzliche Lebensmittel verzehren (Karot-

Tabelle 10: Vorkommen und Funktionen der Vitamine

Vitamin	Hauptquellen	Wichtigste Funktionen
Fettlöslich		
A (Retinol) Vorstufe: Beta-Carotin	Leber, Käse, Ei Gemüse, Obst	Wachstum, Sehvorgang, Reproduktion, Immun- antwort
D (Calciferole) Vorstufe: Cholesterin	Leber, Milch, Ei; Eigensynthese nach UV-Einstrahlung	Stoffwechsel von Kalzium und Phosphat, Knochen
E (Tocopherole)	Nüsse, Getreide, Gemüse, Samen	Oxidationsschutz
K (Phyllochinon)	Gemüse, Getreide, Milchprodukte, Leber; Eigensynthese durch Darmbakterien	Blutgerinnung, Knochenstoffwechsel
Wasserlöslich		
B_1 (Thiamin)	Getreide, Hefe, Fleisch, Hülsenfrüchte	Kohlenhydratstoffwechsel
B_2 (Riboflavin)	Milch, Ei, Getreide, Fleisch, Hefe	Energiestoffwechsel, Fettsäurenstoffwechsel
B_6 (Pyridoxin)	Fleisch, Gemüse, Getreide, Hefe	Proteinstoffwechsel
B_{12} (Cobalamin)	tierische Nahrungs- mittel, milchsaure Nahrungsmittel, Nori- Algen	Regulation der Zell- teilung, Funktions- fähigkeit des Zentral- nervensystems
Folat	Blattgemüse, Hefe, Ei, Getreide, Leber	Protein- und Nuclein- säurestoffwechsel
Niacin	Leber, Fleisch, Pilze, Getreide, Obst, Gemüse	Energiestoffwechsel
Pantothensäure	fast alle Nahrungsmittel	Stoffwechsel der Haupt- nährstoffe
Biotin	Leber, Hefe, Hülsen- früchte, Nüsse, Ei, Getreide	Stoffwechsel der Haupt- nährstoffe
C (Ascorbinsäure)	Obst, Gemüse	Universelles Reduktionsmittel, Oxidationsschutz

ten, Paprika, Spinat, Grünkohl). Bei erwachsenen Veganern liegen die gemessenen Retinolwerte im Blut im Normbereich, die Carotinwerte sind deutlich höher als die von Mischköstlern. Die Aufnahme von Carotin aus dem Dünndarm erhöht sich mit dem Fettgehalt der Kost, durch Erhitzen der Lebensmittel kann sich die Aufnahme bis zum Fünffachen steigern. Trotzdem sollte deshalb nicht alles gekocht, sondern auch unerhitzte Frischkost verzehrt werden.

Vitamin D (Calciferole). Rechnerisch weisen Veganer eine Zufuhr von Vitamin D auf, die deutlich unter den offiziellen Empfehlungen liegt. Dies trifft auch für die Mehrheit (82% der Männer, 91% der Frauen) der Durchschnittsbevölkerung zu. Trotzdem sind Mangelerscheinungen bei Veganern selten. Unabhängig von der Kostform kann bei Stillenden der Gehalt an Vitamin D der Muttermilch bereits so niedrig sein, dass ihre Säuglinge bei einer längeren Stilldauer als sechs Monate Rachitis bekommen können. Da nur manche Pilze und Avocados kleine Mengen an Vitamin D enthalten, wird bei veganer Ernährung (und ebenso bei Mischkost) eine begleitende orale Supplementierung mit Vitamin D bei ungenügender Sonnenexposition angeraten.

Vitamin E (Tocopherole). Die verschiedenen Tocopherole werden ausschließlich von Pflanzen synthetisiert, kommen jedoch über die Nahrungskette in fast allen Lebensmitteln vor. Gute Nahrungsquellen sind Pflanzenöle sowie alle Lebensmittel, die reichlich ungesättigte Fettsäuren enthalten. Bei üblicher Kostzusammenstellung liegt die Zufuhr an Vitamin E durchschnittlich über den offiziellen Empfehlungen. Bei veganer Ernährung besteht wegen der höheren Aufnahme von ungesättigten Fettsäuren ein entsprechend höherer Bedarf an Vitamin E. Untersuchungen haben jedoch gezeigt, dass Veganer in der Regel ausreichend mit Vitamin E versorgt sind.

Vitamin K (Phyllochinon). Wegen der reichlichen Versorgung mit Vitamin K in der Bevölkerung allgemein wurden bisher keine

Untersuchungen zum Vitamin-K-Status von Veganern durchgeführt. Eine gute Versorgung von Veganern ist durch den reichlichen Verzehr von grünen Gemüsen und auch aufgrund der enteralen Eigensynthese gegeben.

Vitamin B$_1$ (Thiamin). Etwa 20% der Männer und 30% der Frauen erreichen nicht die offiziell empfohlene Zufuhr von Vitamin B$_1$. Das Gleiche gilt für Veganer, wenn sie Pudding-Veganer sind, die überwiegend verarbeitete Lebensmittel verzehren. Bei einem hohen Konsum von Vollkornprodukten sind Veganer oftmals besser mit Vitamin B$_1$ versorgt als die Durchschnittsbevölkerung.

Vitamin B$_2$ (Riboflavin). In verschiedenen Gruppen der Bevölkerung erreicht die Zufuhr an Vitamin B$_2$ nicht die wünschenswerten Mengen. Klinisch-biochemische Mangelerscheinungen sind jedoch nicht festzustellen. Bei erwachsenen Veganern wurde im Durchschnitt meist eine ausreichende Zufuhr an Vitamin B$_2$ nachgewiesen. Der Riboflavinstatus im Blut war in Studien hingegen bei 22–30% der Veganer unterhalb der Referenzwerte.

Vitamin B$_6$ (Pyridoxin). Trotz einer Unterversorgung in einigen Bevölkerungsgruppen (v. a. Jugendliche) treten klinisch-biochemische Mangelerscheinungen an Vitamin B$_6$ nur selten auf. Auch viele Veganer erreichen nicht die empfohlene Zufuhrmenge, die jedoch meist über der von Mischköstlern liegt. Bei veganer Ernährung ist die Versorgung zusätzlich dadurch eingeschränkt, dass das Vitamin aus der wichtigsten Quelle für Vitamin B$_6$, nämlich Getreideprodukten, schlecht verfügbar ist. Allerdings sinkt der Bedarf bei der für Veganer niedrigeren Proteinzufuhr.

Vitamin B$_{12}$ (Cobalamin). Da Vitamin B$_{12}$ ausschließlich von Mikroorganismen synthetisiert werden kann und nur in tierischen Produkten enthalten ist, wird bei keinem anderen Nährstoff so kontrovers die Frage diskutiert, wie bei veganer Kost eine ausreichende Versorgung am besten erreicht werden kann.

Die offiziell empfohlene tägliche Zufuhr an Vitamin B_{12} beträgt 3 µg. Die für Veganer oft empfohlenen milchsauren Lebensmittel und bestimmte Algen sind keine bis sehr unzureichende Lieferanten für Vitamin B_{12}. Selten enthalten diese Produkte die für den Menschen geeignete Variante von Vitamin B_{12}. Alle vermeintlichen pflanzlichen Vitamin-B_{12}-Quellen sind höchst unzuverlässig.

Untersuchungen zeigen, dass Veganer teilweise minimale Mengen Vitamin B_{12} aufnehmen. Der Ursprung dieser Aufnahme ist nicht immer bekannt. Möglicherweise spielen die Mund- und Dünndarmmikrobiota, die bakterielle Kontamination von Lebensmitteln und Essgeschirr sowie der Gehalt an Vitamin B_{12} in angereicherten Lebensmitteln eine Rolle. Es besteht auch die Möglichkeit, dass Veganer nicht immer alle Milch und Milchprodukte in Fertigprodukten sowie Teig- und Backwaren, denen bei der Herstellung Eier zugesetzt wurden, meiden können.

Der menschliche Organismus verfügt über eine bis zu vielen Monaten reichende Speicherkapazität für Vitamin B_{12}. Deshalb ist eine Anämie durch einen alimentären Mangel an Vitamin B_{12} bei Mischkost selten. Bei langfristiger veganer Ernährung treten niedrige Blutspiegel von Vitamin B_{12} sowie klinische Anzeichen eines Mangels auf.

Frauen, die sich vegan ernähren, sollten insbesondere während der Schwangerschaft und Stillzeit eine Supplementierung mit Vitamin B_{12} vornehmen. Dieses kann in Form von angereicherten Lebensmitteln, Nahrungsergänzungsmitteln oder mit einer Zahncreme erfolgen, die Vitamin B_{12} enthält. Immer wieder werden in Einzelfällen bei voll gestillten Kindern von veganen Müttern schwere Gedeihstörungen und Mangelerscheinungen mit irreversiblen neurologischen Schäden festgestellt. Diese wären völlig vermeidbar, wenn die Mutter bereits während der Schwangerschaft ausreichend Vitamin B_{12} supplementiert.

Folat. Die Folatversorgung der Gesamtbevölkerung gilt als kritisch. Da die Analytik von Folat immer noch unzureichend ist, sind Verzehrserhebungen zur Folatversorgung von Veganern nur eingeschränkt brauchbar. Durch den hohen Verzehr von

Gemüse, besonders Blattgemüse, und rohem Obst kann jedoch bei Veganern von einer Versorgung mit Folat ausgegangen werden, die über der Zufuhr bei der Durchschnittsbevölkerung liegt.

Niacin. Während bei konventioneller Kost von einer gesicherten Versorgung mit Niacin ausgegangen werden kann, liegen für den Niacinstatus von Veganern keine Berichte über biochemisch-klinische Anzeichen eines Niacinmangels vor. Es kann davon ausgegangen werden, dass im Falle einer niedrigen Zufuhr eine erhebliche intermediäre Niacinsynthese aus der Aminosäure Tryptophan erfolgt.

Pantothensäure. In den meisten Nahrungsmitteln ist Pantothensäure enthalten. Deshalb kann, wie bei der Gesamtbevölkerung auch, bei Veganern von einer ausreichenden Versorgung ausgegangen werden.

Biotin. Alimentäre Biotinmängel sind beim Menschen kaum bekannt, so dass auch bei veganer Ernährung eine ausreichende Versorgung anzunehmen ist.

Vitamin C (Ascorbinsäure). Außer Meerschweinchen, einigen Fischen und Vögeln sind nur die Primaten (Mensch und Menschenaffen) nicht in der Lage, Vitamin C aus Glucose zu bilden. Dies könnte daran liegen, dass die wichtigsten Quellen von Vitamin C, Gemüse und Obst, in der Evolution immer zur Verfügung standen. Dadurch haben unsere Vorfahren während der vergangenen Jahrmillionen vermutlich die Fähigkeit zur Eigensynthese des Vitamins verloren, weil dafür keine Notwendigkeit mehr bestand.

Der bei Veganern übliche hohe Verzehr von Gemüse und Obst wird auch in der Versorgung von Vitamin C sichtbar. Sowohl die Zufuhrwerte als auch die Konzentration von Vitamin C im Blut liegen meist deutlich über denen von Mischköstlern. Von hoher Bedeutung ist damit auch die positive Wirkung von Vitamin C auf die Resorption von Eisen. Das bei Veganern ausschließlich aus pflanzlichen Quellen stammende Eisen hat eine

Tabelle 11: Vorkommen und Funktionen der Mengenelemente

Mineralstoff	Hauptquellen	Wichtigste Funktionen
Natrium (Na)	Kochsalz (v. a. verarbeitete Lebensmittel)	Osmoseregulation, Säure-Basen-Bilanz, Membranpotential, Zucker- und Aminosäureresorption
Kalium (K)	Gemüse, Obst, Getreide, Hülsenfrüchte	Osmoseregulation, Membranpotential
Kalzium (Ca)	Milch, Milchprodukte, Nüsse, Gemüse, Ölsaaten	Knochenbau, Blutgerinnung, Erregbarkeit von Nerven und Muskeln, Cofaktor von Enzymen
Magnesium (Mg)	Vollkornprodukte, Nüsse, Ölsaaten, grüne Gemüse	Knochenbau, Cofaktor von Enzymen, Erregbarkeit von Nerven und Muskeln
Chlor (Cl)	Kochsalz (v. a. verarbeitete Lebensmittel)	Magensäure, Osmoseregulation, Säure-Basen-Bilanz
Phosphor (P)	Milch, Fleisch, Fisch, Ei, Getreide, Nüsse, Zusatzstoffe (Phosphat)	Knochenbau, Energiestoffwechsel, Nukleinsäurestoffwechsel
Schwefel (S)	Schwefelhaltige Aminosäuren (Cystein und Methionin)	Energiestoffwechsel, Entgiftungsreaktionen

niedrigere Bioverfügbarkeit als das in tierischen Lebensmitteln, kann durch die Anwesenheit von Vitamin C jedoch deutlich erhöht werden.

Zusammenfassend kann festgehalten werden, dass eine vollwertige vegane Ernährung, unter Berücksichtigung der genannten Empfehlungen, den Vitaminbedarf decken kann.

5.2.5 Mineralstoffe (Mengen- und Spurenelemente)
Mineralstoffe sind lebensnotwendige anorganische Nährstoffe, die der menschliche Organismus nicht selbst herstellen kann und daher mit der Nahrung zugeführt werden müssen. Bei einigen der Mineralstoffe, vor allem Ultraspurenelemente, ist bisher

nicht vollständig geklärt, ob und in welchem Maße sie für das ordnungsgemäße Funktionieren des menschlichen Körpers notwendig sind.

Die Mineralstoffe werden meist nach ihrer Konzentration im Organismus in Mengenelemente (Konzentration > 50 mg/kg KTM [Körpertrockenmasse]) und Spurenelemente (Konzentration < 50 mg/kg KTM) eingeteilt. Dabei wird Eisen trotz einer Konzentration von 60 mg/kg KTM aufgrund seiner Funktion den Spurenelementen zugeordnet.

Mengenelemente
Mengenelemente sind in vielen Lebensmitteln enthalten und haben im Körper vielseitige Aufgaben (Tab. 11).

Bei Veganern ist die Zufuhr vieler Mengen- und Spurenelemente günstiger zu bewerten als bei Mischköstlern. Potentielle Schwachpunkte können die Versorgung mit Kalzium, Eisen, Zink und Jod sein. Neben dem Gehalt in Nahrungsmitteln spielt bei der Versorgung mit Mineralstoffen vor allem die von verschiedenen Faktoren beeinflusste Bioverfügbarkeit eine Rolle (siehe VI.6).

Im Folgenden werden die für Veganer relevanten Aspekte der Mengenelemente dargestellt.

Natrium.   Da viele stark verarbeitete Lebensmittel einen hohen Natriumgehalt aufweisen, kommt ein Natriummangel so gut wie nicht vor. Demgegenüber besteht ein Zusammenhang zwischen einer hohen Natriumzufuhr und Bluthochdruck. Dieser trifft nicht alle Menschen, da nicht jeder empfindlich auf hohe Salzmengen reagiert. Außerdem spielt das Natrium-Kalium-Verhältnis eine Rolle. Auch bei Veganern ist die Versorgung mit Natrium oft zu hoch, liegt aber teilweise deutlich unter der üblichen Zufuhr in den Industrieländern.

Kalium.   Pflanzliche Lebensmittel enthalten reichlich Kalium, deshalb nehmen Veganer ausreichende Mengen des Mineralstoffs mit ihrer Kost zu sich.

Kalzium.   In der Gesamtbevölkerung gilt Kalzium als kritischer Nährstoff. Veganer haben durchschnittlich eine niedrigere Kalziumzufuhr als Mischköstler. Die niedrige Proteinaufnahme bei Veganern wirkt sich jedoch günstig auf den Kalziumhaushalt aus, denn es wird weniger Kalzium im Urin ausgeschieden. Kalziumreiche Lebensmittel sind oxalatarme Kohlarten wie Grünkohl und Pak Choi, Mandeln und andere Nüsse sowie einige Hülsenfrüchte. Auch kalziumreiches Mineralwasser (> 400 mg Ca/L) kann die Kalziumversorgung verbessern. Kritisch ist eine überhöhte Kalziumaufnahme mit Supplementen, da es die Resorptionsrate von Eisen und Zink reduziert.

Magnesium.   In allen grünen Pflanzen ist Magnesium als Bestandteil des Chlorophylls vorhanden, aber nur eingeschränkt verfügbar. Während bei der Durchschnittsbevölkerung die Magnesiumzufuhr teilweise zu gering ist, nehmen Veganer durch ihren hohen Verzehr an Gemüse und Vollkornprodukten zumeist über den offiziellen Empfehlungen liegende Mengen auf.

Chlor.   Chlor ist in Form des Chlorid-Anions von biologischer Bedeutung. Chlorid wird in erster Linie als Kochsalz aufgenommen, das vor allem in verarbeiteten Lebensmitteln zu finden ist. Aus diesem Grunde ist ein ernährungsbedingter Chloridmangel sehr selten. Wie in der Gesamtbevölkerung ist auch bei Veganern eine ausreichende Chloridversorgung gegeben.

Phosphor.   Die Zufuhr von Phosphor erfolgt primär über Phosphate, die den Nahrungsmitteln oder Getränken als Zusatzstoffe beigefügt werden, wie in Wurstwaren, Schmelzkäsen und Cola-Getränken. Mit einer veganen Ernährung ist es einfacher, das angestrebte Kalzium-Phosphat-Verhältnis von 0,7 : 1 zu erreichen, selbst wenn viele Veganer deutlich mehr als die offiziellen Empfehlungen an Phosphat aufnehmen.

Schwefel.   Da kein isolierter Bedarf für Schwefel besteht, werden keine offiziellen Zufuhrempfehlungen ausgesprochen. Schwefel ist reichlich in den Proteinen pflanzlicher und tierischer Kost enthalten, so dass keine Mangelsymptome bekannt sind, ganz unabhängig von der Kostform.

Zusammenfassend kann festgehalten werden, dass eine vollwertige vegane Ernährung, unter Berücksichtigung der genannten Empfehlungen, den Bedarf an Mengenelementen decken kann.

Spurenelemente

Spurenelemente kommen im Körper des Erwachsenen in einer Gesamtmenge von etwa 10 g vor. Sie sind in vielen Lebensmitteln enthalten und haben im Körper vielseitige Aufgaben (Tab. 12).

Im Folgenden werden die für Veganer relevanten Aspekte der Spurenelemente dargestellt.

Eisen. In der Gesamtbevölkerung gilt Eisen als kritischer Nährstoff. Bei Veganern wird neben Vitamin B_{12} auch bei Eisen über eine ausreichende Versorgung kontrovers diskutiert. Aussagefähiger als der absolute Eisengehalt in den Nahrungsmitteln ist die Verfügbarkeit des Eisens (siehe VI.6). So wird das in tierischen Produkten überwiegende, organisch gebundene Häm-Eisen Fe^{2+} besser resorbiert als ionisches Eisen Fe^{3+} aus pflanzlicher Nahrung. Fe^{3+} bildet schwerlösliche Verbindungen mit Oxalsäure, Tanninen und anderen Pflanzeninhaltsstoffen. Reduktionsmittel wie Vitamin C und weitere organische Säuren, aber auch schwefelhaltige Aminosäuren reduzieren Fe^{3+} zu Fe^{2+}, welches deutlich besser resorbierbar ist, und erhöhen somit die Eisenverfügbarkeit.

Besonders bei Veganern wurde lange Zeit vermutet, dass diese aufgrund des Meidens von Fleisch keine ausreichende Deckung ihres Eisenbedarfs erreichen. Dies konnte inzwischen widerlegt werden. Studien mit Veganern westlicher Industrieländer haben gezeigt, dass diese im Durchschnitt nicht häufiger als Mischköstler von Eisenmangelanämie betroffen sind. Die meisten Veganer nehmen mehr Eisen aus Lebensmitteln wie Vollgetreide, Blattgemüse und angereicherten Lebensmitteln auf als Mischköstler.

Die schlechtere Verfügbarkeit des aus Pflanzen stammenden Fe^{3+} wird somit teilweise kompensiert. Dies gilt insbesondere dann, wenn gleichzeitig viel resorptionsförderndes Vitamin C, beispielsweise aus Obst, aufgenommen wird. Allerdings weisen Veganer geringere Eisenspeicher auf als Mischköstler. Günstig erachtet wird dies zur Prävention radikalassoziierter Erkrankungen wie Herzinfarkt und Krebs. Nicht überraschend nimmt die Resorptionsrate von Eisen während der Schwangerschaft zu.

Die in manchen Fällen unbefriedigende Eisenversorgung von Veganerinnen hängt, genau wie bei Mischköstlerinnen, zwar auch mit der Ernährung, vor allem aber mit den Eisenverlusten durch die Menstruationsblutung zusammen. Nichtschwangere Veganerinnen zeigten jedoch häufiger erniedrigte Eisenspeicher als nichtschwangere Mischköstlerinnen.

Zink. In der Gesamtbevölkerung gilt Zink als kritischer Nährstoff. Männliche Veganer und Mischköstler nehmen etwa gleich viel Zink auf, und bei beiden Gruppen liegt sie in der Regel im Bereich der offiziellen Zufuhrempfehlungen. Veganerinnen sowie Kinder und Jugendliche hingegen zeigen teilweise eine zu niedrige Zinkzufuhr. Ähnlich wie bei Eisen, ist die Verfügbarkeit von Zink aus pflanzlicher Nahrung geringer als aus tierischen Produkten (siehe VI.6). Der ermittelte Zinkstatus von Veganern liegt trotz vergleichbarer Zufuhr teilweise deutlich niedriger als bei Mischköstlern. Dies ist vermutlich vor allem auf die schlechtere Resorption von Zink aus pflanzlichen Quellen zurückzuführen. Vor diesem Hintergrund wird diskutiert, ob Veganern eine höhere Zinkzufuhr empfohlen werden sollte als Mischköstlern. Zinkhaltige Lebensmittel sind u. a. Linsen, Vollkornprodukte, Nüsse und Kürbiskerne.

Kupfer. Veganer nehmen ähnlich viel Kupfer auf wie Mischköstler, diese Menge wird als ausreichend betrachtet.

Mangan. Manganmangel ist beim Menschen extrem selten, denn Magnesium kann Mangan in zahlreichen Enzymen ersetzen. Allerdings hemmt Phosphat die Aufnahme von Mangan. Veganer nehmen aufgrund des hohen Verzehrs pflanzlicher Nahrungsmittel reichlich Mangan auf.

Tabelle 12: Vorkommen und Funktionen der Spurenelemente

Spurenelement	Hauptquellen	Wichtigste Funktionen
Eisen (Fe)	Gemüse, Vollkornge-treide, Fleisch, Leber, Ei, Hülsenfrüchte	Sauerstofftransport, Muskelfunktion
Zink (Zn)	Getreide, Hülsenfrüchte, Nüsse, Fleisch, Leber	Cofaktor zahlreicher Enzyme
Kupfer (Cu)	Vollkorngetreide, Nüsse, Hülsenfrüchte, Innereien	Cofaktor von Enzymen
Mangan (Mn)	Nüsse, Vollkorngetreide, Hülsenfrüchte, Blatt-gemüse, schwarzer Tee	Cofaktor von Enzymen
Molybdän (Mo)	Vollkorngetreide, Hülsenfrüchte, Ei, Nüsse	Cofaktor von Enzymen
Chrom (Cr)	Schwarzer Tee, Käse, Vollkorngetreide, Leber	Glucosetoleranzfaktor
Selen (Se)	Tierische Nahrungs-mittel, Vollkorngetreide, Nüsse, Sesam, Knob-lauch, Hülsenfrüchte	Cofaktor von Enzymen (Oxidationsschutz, Ent-giftung, Biosynthese der Schilddrüsenhormone)
Jod (I)	Meeresprodukte, Gemüse, Milch, Milch-produkte, jodiertes Kochsalz, Algen?	Bestandteil der Schild-drüsenhormone
Kobalt (Co)*	Vitamin-B_{12}-reiche Nahrungsmittel	Bestandteil von Vitamin B_{12}
Fluor (F)	Mineralwasser, schwar-zer Tee, Meerestiere	Knochen- und Zahn-aufbau
Silizium (Si)**	Vollkorngetreide, grüne Gemüse	Bindegewebe, Knochen-aufbau

*   kein eigenständiges Spurenelement
** Essenzialität für den Menschen nicht nachgewiesen

Molybdän. Klinische Zeichen eines Molybdänmangels sind bis-her weder bei Mischköstlern noch bei Veganern bekannt.

Chrom. Chrom ist Bestandteil des Glucosetoleranz-Faktors (GTF), der in kohlenhydratreichen Pflanzen enthalten ist. Bisher wurden beim Menschen keine Chrommangelerscheinungen bekannt.

Selen. Alimentäre Mangelerscheinungen von Selen wurden aus einzelnen Provinzen Chinas berichtet, in denen es selenarme Böden sowie eine eingeschränkte Nahrungsmittelauswahl gibt. Die Selenversorgung von Veganern liegt (im Referenzbereich) oft niedriger als bei Mischköstlern und gilt nicht immer als gesichert. Gute Selenquellen sind Sesam und Paranüsse.

Jod. Zahlreiche ältere Studien belegten, dass die Jodzufuhr insbesondere bei Veganern, aber auch bei Mischköstlern deutlich unter den offiziellen Empfehlungen lag. Durch den seit etwa zwei Jahrzehnten systematisch geförderten Konsum von jodiertem Speisesalz und dessen Einsatz in vielen verarbeiteten Nahrungsmitteln konnte die Zufuhr in der Gesamtbevölkerung verbessert werden. Dennoch weisen in Deutschland noch immer ein Drittel der Erwachsenen, inklusive Veganer, einen leichten Jodmangel auf.

Fluor. Über den Fluoridgehalt von Nahrungsmitteln gibt es in der Literatur viele unterschiedliche Angaben. Vor allem Meerestiere enthalten Fluor in nennenswerter Menge. Je nach Herkunftsregion kann auch Mineralwasser reich an Fluorid sein, ebenso wie schwarzer Tee. Bisher sind keine Daten zur Fluoridversorgung von Veganern bekannt.

Zusammenfassend kann festgehalten werden, dass eine vollwertige vegane Ernährung, unter Berücksichtigung der genannten Empfehlungen, den Bedarf an Spurenelementen decken kann.

5.3 Ballaststoffe

Ballaststoffe kommen nur in Pflanzen vor und dienen in erster Linie als Gerüstsubstanz der Pflanzenzelle sowie als Füll- und Schutzmaterial. Als Bestandteile pflanzlicher Lebensmittel gelangen Ballaststoffe in das Verdauungssystem, können aber von den Verdauungsenzymen des Menschen je nach Ballaststoffart nicht, begrenzt oder überwiegend abgebaut werden.

Ballaststoffe zählen als hochmolekulare Polysaccharide zu den Kohlenhydraten, außer Lignin (einem Alkoholpolymer) und Cutin (einem pflanzlichen Wachs). Weitere Substanzen mit Ballaststoffcharakter sind resistente Stärke, die beim Abkühlen stärkehaltiger Produkte entsteht, sowie einige Inhaltsstoffe tierischer Lebensmittel wie Produkte der Maillard-Reaktion. Diese sind mengenmäßig von geringer Bedeutung. Die mengenmäßig wichtigsten Ballaststoffe sind bei unserer üblichen Nahrungsmittelauswahl Cellulose, Hemicellulose und Pektine.

Die biologischen Wirkungen der Ballaststoffe beruhen, im Gegensatz zu den Nährstoffen, nicht auf biochemischen Vorgängen, sondern auf physikalischen Eigenschaften. In der Vergangenheit wurden Ballaststoffen eher nachteilige Eigenschaften nachgesagt. So galten sie als unnötiger «Ballast», der in möglichst geringen Mengen in der Nahrung enthalten sein sollte. Diese Auffassung hat sich während der letzten Jahrzehnte komplett gewandelt, denn eine niedrige Zufuhr an Ballaststoffen steht mit der Entstehung verschiedener Zivilisationserkrankungen in Zusammenhang. Ballaststoffe haben direkte und indirekte Wirkungen, die direkten Wirkungen sind auf ihre Quellfähigkeit durch Wasseraufnahme zurückzuführen (Tab. 13).

Neben den potentiell gesundheitsfördernden Eigenschaften gibt es auch mögliche unerwünschte Effekte der Ballaststoffe. Dazu zählen einerseits die Bindung von Mengen- und Spurenelementen wie Kalzium und Zink. Durch die Gelbildung des Speisebreis kann auch die (erwünschte) Resorption organischer Nährstoffe, aber auch die von organischen Schadstoffen (unerwünscht) vermindert sein. Andererseits können Befindlichkeitsstörungen wie Blähungen auftreten, die nach einer Ernährungsumstellung hin zu ballaststoffreicher Kost typisch sind. In den meisten Fällen gewöhnt sich der Verdauungstrakt an die natürliche Kost meist nach kurzer Zeit.

Hohe Ballaststoffgehalte weisen insbesondere Hülsenfrüchte und Vollkorngetreide sowie daraus hergestellte Produkte auf. Gemüse, inklusive Hülsenfrüchte, und Obst sowie Nüsse ent-

Tabelle 13: Gesundheitsprophylaktische Wirkungen der Ballaststoffe

Direkte Wirkungen	Indirekte Wirkungen
früheres Sättigungsgefühl	Blutglucose beeinflussend
Erhöhung des Stuhlvolumens	Cholesterin senkend
Nahrung für Darmbakterien	immunmodulierend
schnellere Passagezeit	antikanzerogen

halten zwar deutlich weniger Ballaststoffe, haben aber aufgrund ihres häufigen Verzehrs einen erheblichen Anteil an der Versorgung. Da die verschiedenen Ballaststoffgruppen unterschiedliche physikalische Eigenschaften aufweisen, empfiehlt sich eine breite Nahrungsmittelauswahl, damit alle gesundheitsfördernden Wirkungen der Ballaststoffe genutzt werden.

Der Richtwert für die tägliche Ballaststoffzufuhr von mindestens 30 g gilt als Untergrenze, anzustreben sind eher 40–50 g. In der Praxis werden aber im Durchschnitt in Deutschland nur etwa 25 g pro Tag aufgenommen. Der Grund dafür ist vor allem der geringe Verzehr an Vollkornprodukten, der bisher auch nicht ausgeglichen wird durch den in den letzten Jahrzehnten gestiegenen Verzehr von Gemüse und Obst.

Da Veganer ausschließlich pflanzliche Lebensmittel verzehren, liegt die Ballaststoffzufuhr meist deutlich über dem Richtwert. So werden zwischen 40 und 60 g pro Tag erreicht. Die hohe Ballaststoffzufuhr von Veganern kann als eine Ursache dafür gelten, dass bei ihnen Zivilisationskrankheiten wie Diabetes mellitus Typ 2, Fettstoffwechselstörungen, Darmkrebs und Atherosklerose seltener auftreten (siehe VIII).

5.4 Bioaktive Substanzen

Bis in die 1980er Jahre beachtete die Ernährungswissenschaft fast nur solche Nahrungsinhaltsstoffe, die für den Menschen lebenswichtig sind. Später rückten weitere Substanzen ins wissenschaftliche Interesse. Zunehmend wurde erkannt, dass Nahrungsmittel Stoffe enthalten, die im eigentlichen Sinne nicht lebenswichtig sind, aber die Gesundheit positiv beeinflussen können. Wegen ihrer teilweise nachteiligen Wirkungen (z. B. Proteaseinhibitoren, Kropfbildner) wurden manche dieser Substanzen als «antinutritiv» bezeichnet. Heute wird bei diesen Stoffen zusammenfassend von bioaktiven Substanzen gesprochen.

Die bioaktiven Substanzen werden in drei Gruppen unterteilt:

- Sekundäre Pflanzenstoffe,
- Substanzen in fermentierten Lebensmitteln,
- Ballaststoffe (siehe VI.5.3).

Sekundäre Pflanzenstoffe

Im Primärstoffwechsel der Pflanzen werden die auch für den Menschen notwendigen Hauptnährstoffe Kohlenhydrate, Proteine und Fette synthetisiert. Sekundäre Pflanzenstoffe stammen aus dem Sekundärstoffwechsel der Pflanzen. Es handelt sich um chemische Verbindungen, die in der Pflanze verschiedene Aufgaben haben:

- Abwehr von Schädlingen und Krankheiten,
- Regulation des Wachstums,
- Anlockung von Tieren (als Farb- und Duftstoffe) zur Verbreitung der Pflanzensamen.

Mit konventioneller Kost werden etwa 1,5 g sekundäre Pflanzenstoffe pro Tag aufgenommen, die aus mehr als 10 000 verschiedenen Substanzen bestehen. Diese sekundären Pflanzenstoffe wurden über viele Millionen von Jahren vom Menschen mit der überwiegend pflanzlichen Nahrung aufgenommen. Aus diesem Grunde sollte auch heute auf einen reichlichen Verzehr unerhitzter pflanzlicher Rohkost geachtet werden. Durch Erhitzung verlieren sekundäre Pflanzenstoffe einen Teil ihrer Wirkung.

Unsere frühen Vorfahren machten Erfahrungen, welche gesundheitsschädigenden Pflanzen gemieden werden mussten. Dabei handelte es sich um bestimmte sekundäre Pflanzenstoffe, die später durch verschiedene Zubereitungsmethoden unschädlich gemacht (z. B. Erhitzen) oder eliminiert wurden (z. B. Wässern).

Tabelle 14: Gruppen und Eigenschaften der sekundären Pflanzenstoffe

SPS	A	B	C	D	E	F	G	H	I
Carotinoide	✓		✓		✓			✓	
Phytosterine	✓							✓	
Saponine	✓	✓			✓			✓	
Glucoinolate	✓	✓						✓	
Flavonoide	✓	✓	✓	✓	✓	✓	✓	✓	✓
Phenolsäuren	✓	✓	✓		✓	✓			✓
Protease-Inhibitoren	✓		✓						✓
Monoterpene	✓	✓				✓		✓	
Phytoöstrogene	✓		✓		✓				
Sulfide	✓	✓	✓	✓	✓	✓	✓	✓	
Phytinsäure	✓		✓		✓				✓

Andererseits beeinflussten die gesundheitsfördernden sekundären Pflanzenstoffe als stets präsenter Nahrungsbestandteil Gesundheit und Leistungsfähigkeit des Menschen.

Inzwischen bestätigen zahlreiche Untersuchungen, dass der Zusammenhang zwischen dem Verzehr pflanzlicher Nahrung und ihren präventiven Wirkungen auch auf den sekundären Pflanzenstoffen beruht. Immer neue, bisher nicht beachtete chemische Verbindungen werden identifiziert und im Sinne einer gesundheitsfördernden Wirkung positiv bewertet. Da diese Wirkungen keineswegs von «sekundärer» Bedeutung sind, hat sich an Stelle der Bezeichnung sekundäre Pflanzenstoffe in der englischsprachigen Literatur der Begriff «phytochemicals» durchgesetzt. Die sekundären Pflanzenstoffe werden in entsprechende chemische Gruppen gegliedert, sie haben vielfältige Wirkungen (Tab. 14).

Die sekundären Pflanzenstoffe finden sich in allen pflanzlichen Lebensmitteln in unterschiedlichen Mengen. Ihre Bedeutung für die Pflanze und ihre möglichen Wirkungen sind vielfältig (Tab. 15).

Zwischen einem hohen Verzehr sekundärer Pflanzenstoffe und einer geringeren Häufigkeit von Zivilisationskrankheiten gibt es einen möglichen Zusammenhang. Die genauen Wirkungsmechanismen sind bisher nur ansatzweise bekannt.

**Tabelle 15: Vorkommen, Bedeutung für die Pflanze
und mögliche Wirkungen der sekundären Pflanzenstoffe
(nach Deutsche Gesellschaft für Ernährung)**

Sekundärer Pflanzenstoff	Vorkommen	Bedeutung für die Pflanze	Mögliche Wirkung
Carotinoide	Karotten, Tomaten, Paprika, grünes Gemüse (Spinat, Grünkohl), Grapefruit, Marillen, Melonen, Kürbis	Farbstoffe (gelb, orange, rot)	senken das Risiko für bestimmte Krebserkrankungen, Herz-Kreislauf-Erkrankungen, altersbedingte Augenkrankheiten, antioxidativ, beeinflussen das Immunsystem, entzündungshemmend
Phytosterine	Nüsse, Pflanzensamen (Sonnenblumenkerne, Sesam, Soja), Hülsenfrüchte	Membranbaustoff, Pflanzenhormone, die ähnlich wie Cholesterin aufgebaut sind	cholesterinsenkend
Saponine	Hülsenfrüchte, Soja, Spargel, Hafer	Bitterstoffe	antibiotisch, senken im Tierversuch das Risiko für bestimmte Krebserkrankungen
Glukosinolate	alle Kohlarten, Rettich, Radieschen, Kresse, Senf	Abwehrstoffe gegen Fraßfeinde oder Krankheitserreger	senken das Risiko für bestimmte Krebserkrankungen, beeinflussen das Immunsystem, antibiotisch, antioxidativ
Flavonoide	Äpfel, Birnen, Trauben, Kirschen, Zwetschen, Beerenobst, Zwiebel, Grünkohl, Soja, schwarzer und grüner Tee u.v.m.	Farbstoffe (rot, hellgelb, blau, violett)	senken das Risiko für bestimmte Krebserkrankungen und Herz-Kreislauf-Erkrankungen, antioxidativ, antithrombotisch, blutdrucksenkend, entzündungshemmend, beeinflussen das Immunsystem, antibiotisch, neurologische Wirkungen (positiver Einfluss auf kognitive Fähigkeiten)

Phenolsäuren	Kaffee, Tee, Voll-kornprodukte, Weißwein, Nüsse	Abwehrstoffe gegen Fraßfeinde	senken das Risiko für bestimmte Krebser-krankungen, antioxi-dativ
Monoterpene	Minze, Zitronen, Kümmel	Duft- und Aroma-stoffe	cholesterinsenkend, dürften das Risiko für bestimme Krebser-krankungen senken (bisher nur im Tier-versuch)
Phytoöstrogene	Getreide und Hülsenfrüchte (z.B. Sojaboh-nen), Leinsamen	Pflanzenhormone, im Aufbau dem weiblichen Sexual-hormon Östrogen ähnlich	senken das Risiko für bestimmte Krebser-krankungen, antioxi-dativ, beeinflussen das Immunsystem, schüt-zende Wirkung auf Knochen
Sulfide	Zwiebel, Lauch, Knoblauch, Schnittlauch	Duft- und Aroma-stoffe	senken das Risiko für bestimmte Krebser-krankungen, antibio-tisch, antioxidativ, antithrombotisch, blutdrucksenkend, cholesterinsenkend

Im Folgenden werden die für Veganer wichtigsten Aspekte der sekundären Pflanzenstoffe dargestellt.

Carotinoide. Diese fettlöslichen Pigmente finden sich vor allem in grün-blättrigem Gemüse und in farbigen Früchten. Nur etwa 10% der über 700 natürlichen Carotinoide entfalten eine Pro-vitamin-A-Wirkung. Carotinoide besitzen antioxidative, entzün-dungshemmende und immunmodulierende Eigenschaften. Eine Risikosenkung bezüglich Krebs und metabolischem Syndrom erscheint möglich.

Phytosterine. Diese Verbindungen aus der Klasse der Sterine kommen besonders in fettreichen Pflanzen vor. Im Darmtrakt verbinden sie sich mit Gallensäuren, so dass der Körper ver-mehrt neue Gallensäuren bilden und hierzu auf Cholesterin zurückgreifen muss. Dadurch kommt es zu einer Senkung des Cholesteringehalts im Blut. Außerdem wird ein präventiver Zusammenhang mit Herz-Kreislauf-Krankheiten diskutiert.

Saponine. Diese stickstoffhaltigen Steroide sind in Pflanzen weit verbreitet und vor allem in Hülsenfrüchten enthalten. Ihre Bezeichnung leitet sich von der Eigenschaft ab, in wässrigen Lösungen – ähnlich wie Seifen – Schaum zu bilden. Im Darmtrakt binden sie Gallensäuren und senken damit den Cholesterinspiegel im Blut. Als eine mögliche Folge der Bindung von primären Gallensäuren ergibt sich eine antikanzerogene Wirkung. Saponine sollen außerdem antifungal wirken.

Proteaseinhibitoren. Diese Proteine können im Magen-Darm-Trakt die Aktivität der proteinspaltenden Enzyme beeinträchtigen. Deshalb wurden sie lange Zeit ausschließlich als antinutritive Nahrungsbestandteile eingestuft. Sie kommen vor allem in Hülsenfrüchten, aber auch in Kartoffeln und Getreide vor. Inzwischen ist bekannt, dass Proteaseinhibitoren auch zahlreiche gesundheitsfördernde, insbesondere antikanzerogene Wirkungen besitzen.

Sulfide. Diese schwefelhaltigen Substanzen wie Allicin (z. B. im Knoblauch), (Iso-)Thiocyanate (z. B. in Senf und Meerrettich) und Indole (in allen Kohlarten) wirken insbesondere antimikrobiell und antikanzerogen. Weitere Wirkungen wie antibiotisch, antithrombotisch, blutdruck- und cholesterinsenkend werden diskutiert. Vorstufen dieser drei chemischen Gruppen sind die *Glucosinolate*, aus denen die eigentlichen Wirksubstanzen freigesetzt werden. Diese Freisetzung erfolgt durch einen pflanzeneigenen enzymatischen Abbau.

Polyphenole. Diese heterogene Substanzgruppe umfasst die in fast allen Pflanzen vorkommenden *Flavonoide* mit einer immensen Breitenwirkung (alle in Tab. 14 genannten Wirkungen) sowie die *Phenolsäuren* (z. B. Kaffeesäure) als Antioxidantien und Antikanzerogene. Weitere Polyphenole sind die *Phytoöstro-*

gene, die den tierischen Östrogenen ähneln, die antioxidative, immunmodulierende und möglicherweise antikanzerogene Wirkungen aufweisen.

Terpene. Diese sehr große Gruppe chemischer Verbindungen hat für den Menschen traditionell als Aromastoffe Bedeutung (z. B. *Menthol* aus der Pfefferminze, *Zitrusöl* aus Limonen). Diese Substanzen wirken antikanzerogen und cholesterinsenkend.

Phytinsäure. Dieser Kalziumspeicher kommt in Hülsenfrüchten und Ölsaaten sowie in den Randschichten von Getreide vor. Neben ihrer bekannten antinutritiven Wirkung (Bindung von Eisen und Zink) verfügt Phytinsäure auch über Blutglucose-regulierende und antikanzerogene Wirkungen.

Die optimale Zufuhrmenge an bioaktiven Substanzen ist weiter ungeklärt. Synergistische Wirkungen vieler verschiedener sekundärer Pflanzenstoffe lassen sich nur schwer voraussagen. Bei der Krebsvorbeugung ist durch eine vielfältige Kombination verschiedener antikanzerogener Inhaltsstoffe ein weitreichender protektiver Effekt zu erreichen. Durch eine breite Nahrungsmittelauswahl wird diese Vielfalt erreicht.

Substanzen in fermentierten Lebensmitteln

Durch Milchsäuregärung fermentierte Lebensmittel enthalten als wichtigste Substanz die Milchsäure (Lactat), die von verschiedenen Mikroorganismen enzymatisch aus Kohlenhydraten gebildet wird.

Milchsäuregärung ist eine der ältesten Konservierungsmethoden, die mit einer Veränderung der sensorischen und ernährungsphysiologischen Eigenschaften des Lebensmittels verbunden ist. Die konservierende Wirkung beruht hauptsächlich auf einer Absenkung des pH-Werts sowie dem Abbau leicht verfügbarer Kohlenhydrate. Fermentiert werden können vor allem Gemüse, Hülsenfrüchte und Getreide, aber auch Milch, Fleisch und Fisch.

Gesundheitsfördernde Wirkungen wurden in der Vergangenheit vorrangig bei fermentierten Milchprodukten untersucht. Von Bedeutung sind hier insbesondere die Verbesserung der Laktose-Toleranz sowie cholesterinsenkende, antimikrobielle und antikanzerogene Wirkungen.

6. Bioverfügbarkeit einzelner Nährstoffe

Die Bioverfügbarkeit von Nährstoffen ist die prozentuale Menge der ursprünglich in Lebensmitteln enthaltenen Nährstoffe, die tatsächlich in den Körper gelangen. Dabei geht es nicht um die Hauptnährstoffe Kohlenhydrate, Proteine und Fette, sondern um Vitamine und Mineralstoffe.

Zahlreiche Faktoren beeinflussen die Bioverfügbarkeit der Nährstoffe. Dazu zählen neben den Nährstoffverlusten die jeweilige chemische Konstitution eines Lebensmittels, dessen Lagerung, Verarbeitung und Zubereitung sowie die Gesamtzusammensetzung der Kost (Tab. 16).

Vitamine sind organische Substanzen, deshalb hängt die Bioverfügbarkeit in starkem Maße von der Art und Dauer der Zubereitung ab. So kann langes Erhitzen den Vitamingehalt eines Lebensmittels deutlich reduzieren.

Mineralstoffe dagegen sind anorganischer Natur und können daher auch nicht durch Hitze oder chemische Zersetzungsprozesse, die mit der Nahrungszubereitung und -verarbeitung verbunden sind, zerstört werden. Verluste ergeben sich allerdings aufgrund ihrer guten Wasserlöslichkeit etwa durch langes Wässern der Lebensmittel, Kochen in reichlich Wasser und Verwerfen des Kochwassers. Einen erheblichen Einfluss auf die Bioverfügbarkeit von Mineralstoffen haben auch deren Wechselwirkungen mit anderen Substanzen. Bestimmte Mineralstoffe bilden mit in Pflanzen enthaltenen organischen Säuren schwerlösliche Komplexe, die im Darmlumen nicht mehr gelöst werden können. Dies betrifft insbesondere Kalzium, Zink und Kupfer, die sich mit Oxalsäure oder Phytinsäure verbinden können. Eine gewisse Senkung der antinutritiven Wirkung von beispielsweise Phytinsäure kann durch Keimen und Einweichen erreicht werden.

Tabelle 16: Einflussfaktoren auf die Bioverfügbarkeit von Nährstoffen

Vitamine	Mineralstoffe	Vitamine und Mineralstoffe
Hitze	Komplexbildung	Wässern
Licht	Proteingehalt der Kost	Veränderung des pH-Werts
Sauerstoff	Ballaststoffgehalt	Starke Verarbeitung
Enzymatische	Schwermetallgehalt	Wechselwirkungen mit
Aktivitäten	Härtegrad des Trinkwassers	anderen Nährstoffen

Es gibt auch Mineralstoffe, die sich in der Resorption gegen-
seitig hemmen (z. B. Kalzium und Zink, Mangan und Eisen)
oder die durch den Proteingehalt der Nahrung beeinflusst werden. So kann eine hohe Proteinzufuhr die Ausscheidung von
Kalzium über die Niere steigern. Auch Ballaststoffe können
durch ihre Gelbildung einen Teil der Mineralstoffe binden und
somit der Verwertung entziehen. Dieser Effekt wird meist durch
den höheren Mineralstoffgehalt ballaststoffreicher Nahrung ausgeglichen oder übertroffen.

Der Nährstoffstatus des Körpers beeinflusst nicht die Bioverfügbarkeit eines Nährstoffs im eigentlichen Sinne, sondern
wirkt sich auf die Resorptionsfähigkeit des Organismus aus. So
reagiert der Körper bei einer langfristig geringen Magnesiumzufuhr mit einer erhöhten Magnesiumresorption, die bei einer höheren Zufuhr wieder reduziert wird. Dieses Prinzip gilt analog
für die meisten Nährstoffe, von denen manche unter normalen
physiologischen Bedingungen nur zu sehr geringen Anteilen aus
der Nahrung resorbiert werden (z. B. Mangan mit lediglich
1 %). Während der Schwangerschaft erhöht sich die Resorption
fast aller Nährstoffe.

Die Resorptionsfähigkeit des Organismus für verschiedene
Nährstoffe kann auch durch die Einnahme von Pharmaka,
übermäßigen Alkoholkonsum und verschiedene Erkrankungen
des Gastrointestinaltrakts herabgesetzt werden.

Durch Transport, Lagerung, Verarbeitung und Zubereitung
sind Nährstoffverluste bei fast allen Lebensmitteln unvermeid-
lich. Dies sollte bei der Verwendung von Nährstofftabellen berücksichtigt werden, denn von den dort angegebenen Gehalten

Tabelle 17: Vorteile von Rohkost

– Erfordert intensives Kauen
– Regt die Speichelbildung an
– Reinigt die Zähne
– Verstärkt das Sättigungsgefühl
– Unterstützt die Verdauung
– Normalisiert die Transitzeit
– Verhindert Völlerei

von Vitaminen und Mineralstoffen kann nur eingeschränkt auf die tatsächlich aufgenommenen Mengen geschlossen werden. Zusätzlich sind die Nährstoffgehalte, vor allem Mineralstoffe, bei pflanzlichen Lebensmitteln starken Schwankungen unterworfen. So spielen die Art der Düngung und damit die Nährstoffversorgung des Bodens, die jeweiligen Sorten, Witterungsbedingungen, Erntezeitpunkt, Umweltschadstoffe und weitere Faktoren eine Rolle.

Eine hohe Bioverfügbarkeit der Nährstoffe kann insbesondere durch eine schonende Zubereitung der Lebensmittel gewährleistet werden. Aus diesem Grunde empfiehlt sich der Verzehr von Gemüse und Obst sowohl in erhitzter als auch in roher Form. Die in der Vollwert-Ernährung gegebene Empfehlung, jeweils die eine Hälfte als Rohkost und die andere als erhitzte Kost zu verzehren, ist eine gute Orientierung, die sich je nach Bekömmlichkeit auch in die eine oder andere Richtung verschieben kann. Bei der Rohkost erfolgt keine Abtrennung oder Zerstörung von Inhaltsstoffen. Außerdem weist die Rohkost eine Reihe von weiteren Vorteilen gegenüber der erhitzten Kost auf (Tab. 17).

7. Fremdstoff- und Schadstoffbelastung

Fremdstoffe sind Substanzen, die in der Nahrung natürlicherweise nicht vorkommen, sondern erst durch «fremde», meist menschliche Aktivitäten eingebracht werden. Lebensmittel, die Fremdstoffe enthalten, können vielfältige toxikologische Gefährdungen verursachen.

Schadstoffe dagegen sind in der Umwelt vorkommende Stoffe, die auf den Menschen, andere Lebewesen, Ökosysteme oder auch Sachgüter (z. B. Gebäude) schädlich wirken können. Dabei handelt es sich nicht nur um von außen zugeführte, «chemische» Umweltschadstoffe, sondern auch um biologische und mikrobielle Schadstoffe. So gibt es eine Reihe von natürlicherweise vorkommenden Pflanzengiften (z. B. Alkaloide, Lectine, Glycoside), Mycotoxine (z. B. Aflatoxine, Mutterkorn) sowie Intoxikationen und Infektionen durch Mikroorganismen (z. B. Salmonellen, Botulismuserreger) und Parasiten (z. B. Bandwürmer).

Die natürlichen Pflanzengifte können durch Vermeiden oder durch entsprechende küchentechnische Maßnahmen (z. B. Kochen von Hülsenfrüchten) unschädlich gemacht werden. In beiden Fällen stammt die Kenntnis häufig aus traditioneller Überlieferung. Eine konsequente Schadstoffkontrolle zwischen Ernte und Verarbeitung sowie ausreichende Hygiene auf allen Verarbeitungsstufen sind erforderlich, um eine Gefährdung durch Mycotoxine sowie Mikroorganismen und Parasiten stark zu reduzieren.

Die Belastung von Lebensmitteln durch Schadstoffe, die diesen absichtlich zugefügt werden oder aus der Umwelt stammen, verunsichert die Verbraucher. Dabei handelt es sich um Rückstände und Umweltkontaminanten.

Rückstände in Lebensmitteln sind Schadstoffe, die aus Böden und Gewässern in pflanzliche Lebensmittel sowie durch deren Verfütterung in tierische Nahrungsmittel gelangen. Sie kommen aus der Industrie oder Landwirtschaft und gelangen durch bewussten Eintrag in die Lebensmittel. Sie sollen den Ertrag steigern oder Schädlinge bekämpfen, und sind anschließend noch im verzehrfähigen Lebensmittel nachweisbar. Zu den Rückständen zählen Pestizide/Schädlingsbekämpfungsmittel, Tierarzneimittel und Nitrat.

Die Verbraucher sollen vor diesen Rückständen durch Höchstmengenverordnungen geschützt werden. Die entsprechenden Grenzwerte werden allerdings auch aufgrund politischer Erwägungen festgelegt und sowohl nach oben als auch nach unten korrigiert. Außerdem unterscheiden sich die verschiedenen nationalen Grenzwerte teilweise deutlich voneinander. Direkte

Pestizidrückstände finden sich vor allem bei pflanzlichen Lebensmitteln. Bei tierischen Lebensmitteln handelt es sich insbesondere um Rückstände von Tierarzneimitteln und Futterzusatzstoffen.

Nitrat ist natürlicherweise teilweise in erheblichen Mengen in Gemüse und Obst enthalten, besonders in Blattgemüsen und verschiedenen Wurzelgemüsen. Grund dafür sind die hohen Nitratgehalte des Grundwassers, die vornehmlich durch Überdüngung landwirtschaftlicher Nutzflächen mit leichtlöslichen Mineraldüngern sowie Gülle entstehen.

Nitrat selbst ist unschädlich, aber durch mikrobielle Umwandlung kann daraus Nitrit entstehen. Nitrit kann im menschlichen Organismus das zweiwertige Eisen zu dreiwertigem Eisen oxidieren. Das entstandene Methämoglobin ist nicht mehr in der Lage, Sauerstoff zu transportieren. Der erwachsene Organismus verfügt über entsprechende enzymatische Schutzsysteme, um das Methämoglobin wieder zu Hämoglobin zurückzuführen. Da Säuglinge diese Schutzsysteme nur eingeschränkt besitzen, können sie durch eine hohe Nitratbelastung von Trinkwasser und Lebensmitteln stark gefährdet sein.

Direkte Nahrungsquellen für Nitrit gibt es für Veganer nicht, denn es kommt als Zusatzstoff in gepökelten Fleisch- und Wurstwaren vor.

Rückstände sind den Lebensmitteln nicht anzusehen. Hier bietet sich die Bevorzugung von Lebensmitteln aus ökologischer Landwirtschaft an, deren Erzeugung seit 1991 durch eine EU-Verordnung genau geregelt ist. Bei der Erzeugung dieser Lebensmittel werden keine synthetisch-chemischen Pestizide und keine leicht löslichen Mineraldünger verwendet. Eine völlige Freiheit von Schadstoffen kann allerdings auch der ökologische Landbau aufgrund der allgemeinen Schadstoffbelastung der Umwelt nicht garantieren.

Umweltkontaminanten sind Substanzen, die ungewollt in Lebensmittel gelangen. Sie werden in die Umwelt abgegeben und erreichen über Luft, Wasser, Boden, Pflanze und Tier die Nahrungsmittel. Zu diesen Schadstoffen zählen Schwermetalle, Radionuklide, Dünge- und Pflanzenschutzmittel, organische Chlorverbindungen, Schwefeldioxid, aber auch Weichmacher, Tierhaare, Reinigungsmittel und andere Verunreinigungen, die bei der Verarbeitung in die Lebensmittel gelangen.

Chlorierte Kohlenwasserstoffe werden vielfach als Bestandteil von Schädlingsbekämpfungsmitteln eingesetzt und reichern sich über die Nahrungskette insbesondere im Fettgewebe von Pflanzen und Tieren an. Durch eine gehäufte Aufnahme von fetthaltigen pflanzlichen und tierischen Lebensmitteln akkumuliert auch der Mensch diese Schadstoffe, die im Depotfett und in fetthaltigem Gewebe gespeichert werden. Diese Belastungen können chronische Störungen fettreicher Organe wie Leber, Niere, Gonaden, Herz und vor allem des Gehirns bzw. des Zentralnervensystems verursachen. Lebensmittel aus ökologischer Landwirtschaft können durch Verwehungen von konventionellen Feldern belastet sein.

Schwermetalle wirken in größeren Mengen toxisch, dabei sind es weniger akute Vergiftungen als vielmehr langfristig entstehende Schäden.

Blei wird überwiegend mit pflanzlichen Lebensmitteln aufgenommen, das aus der Luft stammt. Da Blei zu großen Teilen auf der Oberfläche von Pflanzen haftet, kann die Belastung durch gründliches Waschen deutlich reduziert werden. Blei löst eine Reihe von Störungen aus, von Anämie, Blutdruckanstieg und Nierenschäden bis hin zu Schäden des Nervensystems, Hirnschäden und Verhaltensstörungen bei Kindern.

Cadmium ist in fast allen Lebensmitteln enthalten, besonders in Innereien, Wildpilzen, Muscheln und Fisch, aber auch in Blattgemüse, Getreide und Kartoffeln. Die Aufnahme erfolgt überwiegend aus pflanzlichen Lebensmitteln. Eine weitere Cadmiumquelle ist Tabakrauch. Schädigungen durch Cadmium ergeben sich vor allem an Lunge, Niere sowie am Erbgut.

Quecksilber gelangt überwiegend durch den Verzehr tierischer Lebensmittel (besonders Meerestiere und Innereien) in den menschlichen Organismus. Bei den pflanzlichen Lebensmitteln sind es Reis, Möhren und Salate. Eine langfristige Belastung kann neben chronischen Organschäden auch Störungen des Immunsystems, Erbgutveränderungen, Krebsentstehung und Schädigung des Embryos zur Folge haben. Quecksilber ist bereits in geringen Mengen hochgiftig.

Das Schweizer Bundesamt für Gesundheit berichtet, dass 92 % der giftigen und krebsauslösenden Substanzen in der Nahrung aus Tierprodukten stammen.

Auch das deutsche Umweltbundesamt stellt fest, dass die Aufnahme der krebserregenden Umweltgifte Dioxin und Pentachlorbiphenyle (PCP) durch den Menschen zu über 90 % mit der Nahrung über tierische Nahrungsmittel erfolgt.

Veganer sind durch den ausschließlichen Verzehr pflanzlicher Lebensmittel theoretisch einer höheren Belastung durch Pestizidrückstände ausgesetzt. Veganer mit einer umwelt- und gesundheitsbewussten Einstellung kaufen bevorzugt Nahrungsmittel aus ökologischer Landwirtschaft. Diese zeichnen sich durch eine weitgehend chemiefreie Erzeugung sowie eine schonende Verarbeitung mit möglichst wenigen Zusatzstoffen aus.

Zusammenfassend kann festgestellt werden, dass eine vegane Ernährung bei der Belastung mit Fremd- und Schadstoffen zahlreiche Vorteile hat. Die meisten Umweltkontaminanten, insbesondere chlorierte Kohlenwasserstoffe, sind in tierischen Nahrungsmitteln in weitaus höheren Konzentrationen nachzuweisen als in pflanzlichen, da die Tiere am Ende der Nahrungskette stehen. Rückstände von Tierarzneimitteln sind nur in tierischen Lebensmitteln enthalten.

Zusatzstoffe gelten nicht als Fremd- oder Schadstoffe, trotzdem verunsichern sie den Verbraucher. Zusatzstoffe sind Verbindungen, die Lebensmitteln zur Erzielung chemischer, physikalischer oder auch physiologischer Effekte zugesetzt werden. Sie sollen bestimmte Eigenschaften wie das Aussehen, die Beschaffenheit, den Geschmack, den Nährwert sowie die Haltbarkeit verbessern. Neben synthetischen Substanzen kommen auch natürliche Stoffe zum Einsatz (z. B. Beta-Carotin als Farbstoff, Vitamin C als Antioxidans). Zusatzstoffe müssen vom Gesetzgeber für unschädlich befunden und zugelassen sein.

Die Europäische Union (EU) vergibt eine E-Nummer für jeden zugelassenen Stoff. Insgesamt gibt es in der EU derzeit fast 400 zugelassene Zusatzstoffe. Für Bio-Lebensmittel sind laut EU-Öko-Verordnung hingegen nur 49 Zusatzstoffe zugelassen, bei den deutschen Bio-Verbänden wie Demeter und Bioland nur etwa 20. Eine Zulassung wird nur erteilt, wenn keine Gesundheitsrisiken bestehen, der Zusatzstoff technisch notwendig ist und die Verwendung nicht zu einer Täuschung des Verbrauchers führt. Der Lebensmittelhersteller ist bei verpackten Produkten verpflichtet, Zusatzstoffe oder deren Produktgruppe und E-Nummer auf der Verbraucherverpackung zu kennzeichnen. Dadurch ist es bei Zusatzstoffen relativ einfach zu erkennen, welche Substanzen den Produkten zugesetzt wurden. Bei unverpackter Ware besteht diese Verpflichtung bisher nicht.

Zwar ist die toxische Wirkung der einzelnen Zusatzstoffe relativ gut bekannt. Das Zusammenwirken verschiedener Zusatzstoffe im Organismus sowie Wechselwirkungen mit anderen Fremdstoffen und deren Abbauprodukten sind dagegen nicht einmal in Ansätzen untersucht. Zudem können einige Zusatzstoffe bei entsprechend anfälligen Menschen allergieähnliche Symptome hervorrufen. Bioprodukte enthalten in der Regel deutlich weniger Zusatzstoffe.

VII. Veganismus in verschiedenen Lebensphasen

1. Schwangerschaft und Stillzeit

In der Schwangerschaft und Stillzeit werden dem mütterlichen Organismus besondere Leistungen abverlangt. Viele Stoffwechselvorgänge, die mit der Entwicklung des Fötus sowie der Milchbildung verbunden sind, bedürfen einer gesteigerten Versorgung mit bestimmten Nährstoffen. Eine vegane Ernährung ist auch danach zu bewerten, ob sie in diesen Lebensphasen eine bedarfsgerechte Nährstoffversorgung sicherstellen kann.

Schwangerschaft

Im Laufe der Schwangerschaft nimmt der Bedarf an Nahrungsenergie und bestimmten Nährstoffen stufenweise zu. Im ersten Trimester der Schwangerschaft besteht kein messbarer Mehrbedarf. Ab dem zweiten Trimester erhöht sich der Bedarf an Nahrungsenergie sowie einer Reihe von Nährstoffen erheblich. Dies betrifft vornehmlich die Versorgung mit Protein, einigen Mineralstoffen und den meisten Vitaminen.

Eine vegane Ernährung während der Schwangerschaft kann zu einem Mangel an Protein, Kalzium, Eisen, Jod, Zink, Vitamin B_2, Vitamin B_6, langkettigen Omega-3-Fettsäuren und besonders Vitamin B_{12} führen. Wenn die Schwangerschaft nach jahrelanger veganer Ernährung bereits mit zu geringen Reserven beginnt, kann es zu Schwangerschaftskomplikationen und fötalen Entwicklungsstörungen kommen. Mit vollwertiger veganer Kost plus Vitamin B_{12} lassen sich diese Probleme vermeiden.

Nahrungsenergie. Der Mehrbedarf an Nahrungsenergie während der Schwangerschaft ab dem zweiten Trimester beträgt zwischen 250 und 500 kcal pro Tag. Eine Gewichtszunahme von durchschnittlich 12 kg ist natürlich, sollte aber nicht zu Übergewicht führen, da es für Mutter und Fötus später zu ungünstigen Folgen kommen kann.

Protein. Die Neubildung des plazentaren und fötalen Gewebes sowie die Vermehrung des mütterlichen Hämoglobinbestandes verursachen einen höheren Bedarf an Protein. Eine zusätzliche Proteinzufuhr wird mit 10 g pro Tag empfohlen (die Deutsche Gesellschaft für Ernährung empfiehlt 7 g im 2. Trimester und 21 g im 3. Trimester). In Studien lag die Proteinzufuhr von Veganerinnen teilweise unter den Empfehlungen. Bei veganer Ernährung muss daher besonders auf eine breite Nahrungsmittelauswahl, eine ausreichende Nahrungsenergiezufuhr und eine günstige Kombination verschiedener Proteinträger geachtet werden, um eine ausreichende Versorgung zu gewährleisten. Ergiebige proteinreiche Lebensmittel für Veganer sind vor allem Getreide, Hülsenfrüchte und Nüsse.

Omega-3-Fettsäuren. Die langkettige Omega-3-Fettsäure Docosahexaensäure (DHA) ist essentiell für die Entwicklung des fötalen Gehirns und der Augen. Da Fisch als wesentliche tierische Quelle entfällt, können schwangere Veganerinnen ihren Bedarf über Leinöl decken, das mit DHA angereichert wurde.

Vitamine

Mit einer veganen Kost werden die Vitamine B_1, Folat, C und E teilweise in höherer Menge zugeführt. Wie bei nichtveganen Schwangeren kann eine marginale Unterversorgung bei Eisen, Jod und Zink auftreten.

Ab dem 4. Schwangerschaftsmonat ist der Mehrbedarf an Vitaminen auf einen gesteigerten Stoffumsatz sowie einen erheblichen Vitamintransfer auf den kindlichen Organismus zurückzuführen. Dieser erhöhte Bedarf betrifft eine Reihe von Vitaminen, die im Folgenden kurz dargestellt werden.

Vitamin A (Retinol). Der Mehrbedarf an Vitamin A ergibt sich aus dem Wachstum der Plazenta, der Ausbildung des Fötus sowie der Anlage eines fötalen Retinolspeichers in der Leber. Die Versorgung von Veganerinnen mit Vitamin A bzw. der Vorstufe Beta-Carotin erwies sich in Untersuchungen als ausreichend bzw. besser als bei Mischköstlerinnen, so dass auch in der Schwangerschaft von einer adäquaten Versorgung ausgegangen werden kann. Gute Nahrungsquellen sind carotinreiche Lebensmittel wie Karotten, Grünkohl, Feldsalat, Wirsing, Brokkoli, Mangold und Spinat.

Vitamin D. Die Zufuhr an Vitamin D liegt sowohl bei Veganerinnen als auch bei Mischköstlerinnen unter den Empfehlungen. Dabei ist jedoch zu beachten, dass die Deckung des physiologischen Bedarfs neben der (minimalen) Zufuhr mit der Nahrung zu erheblichen Teilen durch die Vitamin-D-Eigensynthese der

Haut unter dem Einfluss von UV–Licht sichergestellt wird. Besonders schwangere Veganerinnen sollten deshalb auf einen ausreichenden Aufenthalt im Freien achten und in sonnenarmen Zeiten auf ein Vitamin-D-Supplement zurückgreifen.

Vitamin B₁ (Thiamin). Der zusätzliche Bedarf an Vitamin B_1 beträgt 0,2 mg ab dem 2. Trimester und 0,3 mg ab dem 3. Trimester. Eine ausreichende Versorgung kann durch Vollgetreide, Hülsenfrüchte und Kartoffeln gedeckt werden.

Vitamin B₆ (Pyridoxin). Durch den in der Schwangerschaft erhöhten Proteinbedarf ergibt sich auch ein erhöhter Bedarf an Vitamin B_6. Über eine vegane Ernährung wird im Vergleich zur Mischkost meist weniger Vitamin B_6 zugeführt, außerdem ist die Verfügbarkeit von Vitamin B_6 aus pflanzlichen Lebensmitteln herabgesetzt. Zwar ist der Vitamin-B_6-Bedarf von Veganerinnen aufgrund der niedrigeren Proteinzufuhr etwas reduziert, dennoch kommt es bei ihnen teilweise zu einem verminderten Vitamin-B_6-Status. Durch den hohen Verzehr von Nahrungsmitteln, die reich an Vitamin B_6 sind (Vollkornprodukte, Hülsenfrüchte, Kartoffeln), können sich Veganerinnen mit Vitamin B_6 versorgen, so dass auch während der Schwangerschaft eine adäquate Versorgung gegeben ist.

Folat. Aufgrund der gesteigerten Bildung roter Blutkörperchen der Mutter, dem plazentaren und fötalen Wachstum, gesteigerten renalen Verlusten sowie der Anlage fötaler Folatreserven ist während der Schwangerschaft der Bedarf an Folat deutlich erhöht. Die Folatzufuhr liegt bei vegan ernährten Frauen über der von Mischköstlerinnen und meist über den Empfehlungen. Gerade während der Schwangerschaft sollte generell auf eine hohe Zufuhr folatreicher Nahrungsmittel (Blattgemüse, Vollkorngetreide, Sojabohnen) geachtet werden.

Da Folat sehr hitzeempfindlich ist, sollte ein Teil dieser Lebensmittel als unerhitzte Frischkost verzehrt werden. Wegen des Risikos von Neuralrohrdefekten, die sich bei Folatmangel bis zum 28. Schwangerschaftstag einstellen, wird Frauen generell empfohlen, bereits vor der Schwangerschaft Folat zu supplementieren.

Zusammenfassend kann festgehalten werden, dass eine vollwertige vegane Ernährung auch während der Schwangerschaft, unter Berücksichtigung der genannten Empfehlungen, den Vitaminbedarf decken kann.

Mineralstoffe

Während der Schwangerschaft erhöht sich ebenfalls der Bedarf an einigen Mineralstoffen. Dieser erhöhte Bedarf ist durch den hohen Verzehr an mineralstoffreichen pflanzlichen Lebensmitteln meistens gedeckt. Wie bei nichtveganen Schwangeren kann eine Unterversorgung bei Eisen, Zink und Jod auftreten.

Kalzium.   Für die Bildung des fötalen Skeletts reicht eine Zufuhr von 1000 mg täglich, wie bei Nichtschwangeren auch. Insgesamt werden während der Schwangerschaft etwa 30 g Kalzium vom mütterlichen an den kindlichen Organismus abgegeben. Bei veganer Ernährung kann die ausreichende Versorgung mit Kalzium knapp sein. Schwangere sollten darauf achten, dass sie genügend kalziumreiche Lebensmittel mit guter Bioverfügbarkeit verzehren wie Grünkohl, Brokkoli, weiße Bohnen und kalziumreiche Mineralwässer.

Kalium.   Pflanzliche Lebensmittel enthalten reichlich Kalium, deshalb nehmen vegane Schwangere ausreichende Mengen des Mineralstoffs mit ihrer Kost zu sich.

Magnesium.   Aufgrund des hohen Verzehrs von magnesiumhaltigen Nahrungsmitteln wird Magnesium von Veganern im Vergleich zu Mischköstlern teilweise in höherer Menge zugeführt. Der Bedarf an Magnesium gilt auch bei schwangeren Veganerinnen als gesichert.

Eisen.   Schwangere haben einen zusätzlichen Bedarf an Eisen. Gründe dafür sind die Anlage eines fötalen Eisenspeichers, die

Einlagerung von Eisen in Plazenta und Uterus, die Vermehrung des Hämoglobinbestandes sowie der Blutverlust während der Geburt. Um den Gesamtmehrbedarf in Höhe von etwa 1 g während der Schwangerschaft sicherzustellen, wird offiziell eine tägliche Eisenzufuhr in Höhe von 30 mg empfohlen. Diese Zufuhr ist auch bei verstärktem Verzehr eisenhaltiger Lebensmittel nicht einfach zu verwirklichen.

Obwohl die Absorption von Eisen im Darm während der Schwangerschaft gesteigert ist und die Eisenverluste durch die Menstruation wegfallen, kommt ein Eisenmangel in der Schwangerschaft unabhängig von der Ernährungsweise häufig vor. Veganerinnen sind im Vergleich zu Nichtveganerinnen oft latent mit Eisen unterversorgt. Die Normalwerte, beispielsweise bei Serumferritin, beziehen sich allerdings auf Fleischesser, die möglicherweise nicht unbedingt das Optimum darstellen. Die Einnahme von Eisenpräparaten sollte bei einem diagnostizierten Mangel erwogen werden. Diese zurückhaltende Empfehlung beruht auf der Tatsache, dass die Eisenwerte bei Schwangeren von Natur aus abnehmen, um der Gefahr einer Infektion vorzubeugen.

Jod. Die Versorgung mit Jod ist nach jahrzehntelanger Unterversorgung in der Durchschnittsbevölkerung überwiegend zufriedenstellend. Bei einem Drittel der Erwachsenen in Deutschland liegt weiterhin ein leichter Jodmangel vor. Da bei veganer Ernährung Jodquellen wie Meeresfisch und Milchprodukte wegfallen, ist die Jodzufuhr oft schlechter als bei Vegetariern und Mischköstlern. Veganerinnen sollten während der Schwangerschaft weiterhin jodiertes Speisesalz verwenden sowie Produkte essen, die jodiertes Salz enthalten (z. B. Brot). Auch der gelegentliche Verzehr von Meeresalgen mit moderatem Jodgehalt (v. a. Nori) ist empfehlenswert.

Zink. Bei veganer Ernährung kann Zink ein kritischer Nährstoff sein. Deshalb ist während der Schwangerschaft die Zufuhrempfehlung deutlich erhöht. Zinkhaltige Lebensmittel sind beispielsweise Linsen, Kürbiskerne, Vollkorngetreide und Leinsamen (geschrotet).

Zusammenfassend kann festgehalten werden, dass eine vollwertige vegane Ernährung auch während der Schwangerschaft, unter Berücksichtigung der genannten Empfehlungen, den Mineralstoffbedarf decken kann.

Stillzeit

Die während der Schwangerschaft aufgetretenen Nährstoffverluste muss der mütterliche Organismus anschließend wieder ausgleichen. Dieser Ausgleich sowie die Bildung der Muttermilch erfordern eine höhere Nährstoffzufuhr, die noch etwas über den Zufuhrempfehlungen für die Schwangerschaft liegt.

Es ist unumstritten, dass die Muttermilch die optimale Ernährung für den Säugling darstellt. Neben einer adäquaten Versorgung mit Nahrungsenergie und Nährstoffen liefert die Muttermilch über ihre immunologischen Wirkungen einen wichtigen Beitrag zum Aufbau des kindlichen Immunsystems. Genetische Faktoren und die Ernährung der Mutter beeinflussen die Zusammensetzung der Milch.

Muttermilch ist generell arm an Vitamin D und K und ab dem 4.–6. Monat auch an Eisen. Die niedrigen Eisenwerte könnten von Natur aus einen Schutz gegen Infektionen darstellen, deshalb sollte eine Supplementierung nur bei sehr niedrigen Werten verabreicht werden. Zur Vorbeugung der durch einen Mangel an Vitamin D ausgelösten Rachitis wird für gestillte Säuglinge während des ersten Lebensjahres eine Gabe von täglich 10 mg Vitamin D angeraten. Um durch einen Mangel an Vitamin K ausgelöste Blutungen zu vermeiden, wird den meisten Säuglingen nach der Geburt Vitamin K verabreicht.

Für die Mutter ergibt sich durch den Nährstoffverlust während des Stillens ein erhöhter Bedarf an Protein, Magnesium, Eisen und Zink. Bei fast allen Vitaminen gelten dieselben Zufuhrempfehlungen wie für Schwangere. Kritisch kann während der Stillzeit die Versorgung mit Protein, Kalzium, Eisen, Jod, Vitamin A, D, B_1, B_2, B_6, langkettigen Fettsäuren und besonders Vitamin B_{12} sein. Bei veganer Ernährung kann es bei einem zu geringen Gehalt an Vitamin B_{12} der Muttermilch zu schwerwiegenden Schädigungen des Säuglings kommen, etwa potentiell irreversiblen neurologischen Störungen und einer megaloblastischen Anämie. Deshalb ist unbedingt auf eine ausreichende Supplementierung mit Vitamin B_{12} zu achten.

Die Muttermilch veganer Frauen weist gegenüber der von Mischköstlerinnen keine großen Unterschiede hinsichtlich der meisten Nährstoffe auf. Günstig ist der meist höhere Gehalt an mehrfach ungesättigten Fettsäuren (Linolsäure und alpha-Linolensäure) sowie die geringere Belastung mit chlorierten Kohlenwasserstoffen. Die Schadstoffbelastung der Muttermilch kann durch eine langfristige vegane Ernährung vor der Schwangerschaft reduziert werden. Der Anteil langkettiger ungesättigter Fettsäuren (EPA, DHA) ist hingegen in der Muttermilch von Veganerinnen sehr niedrig.

Zusammenfassend kann festgehalten werden, dass eine vollwertige vegane Ernährung den erhöhten Nährstoffbedarf während der Stillzeit decken kann. Auf die genannten kritischen Nährstoffe sollte geachtet werden.

2. Säuglinge, Kinder und Jugendliche

Kinder sind keine kleinen Erwachsenen. Der Energie- und Nährstoffbedarf von Kindern unterscheidet sich teilweise erheblich von dem Erwachsener. So haben Kinder bezogen auf die Nahrungsenergiezufuhr einen deutlich erhöhten Bedarf an Kalzium, Vitamin D und Vitamin C.

Bei Kindern ist der Energie- und Nährstoffbedarf stark von der jeweiligen Entwicklungsphase und der Wachstumsgeschwindigkeit abhängig. Die bei Erwachsenen erwünschte Reduktion der Nahrungsenergiedichte durch eine ballaststoff- und volumenreiche Kost kann bei Säuglingen und Kleinkindern Probleme bereiten. Durch die geringe Kapazität des kindlichen Magens können nur etwa 200–300 ml pro Mahlzeit aufgenommen werden. Der Aufbau von Knochen- und Muskelmasse erfordert einen Nahrungsenergiebedarf, der bezogen auf Gewicht und Körpergröße deutlich über dem Erwachsener liegt.

Im *Säuglingsalter* (bis 6 Monate) ist Muttermilch die beste Nahrungsquelle. *Breast is best.* Sie bietet eine optimal auf die individuellen Bedürfnisse des Säuglings abgestimmte Nährstoffzusammensetzung, bestmöglichen Infektionsschutz, sie ist nicht allergen und lässt die Kinder gut gedeihen. Bei der veganen Ernährung ist Muttermilch alternativlos. Wenn die Mutter mangelernährt ist, kann auch der Säugling durch die Muttermilch allein nicht optimal versorgt werden. Insbesondere ein Mangel an Vitamin B_{12} kann zu schwerwiegenden Schädigungen des Säuglings führen (neurologische Störungen, megaloblastische Anämie).

Beträgt die Stilldauer länger als sechs Monate – bei Veganerinnen sind ein Jahr und mehr keine Seltenheit – sollte eine Supplementierung von Eisen und Vitamin D (Letzteres immer in den sonnenarmen Monaten) erwogen werden. Beikost sollte frühestens ab dem 5. Lebensmonat und spätestens ab dem 7. Lebensmonat eingeführt werden.

Im *fortgeschrittenen Säuglingsalter* (6–12 Monate) sollte nicht mehr ausschließlich gestillt werden, denn die Nährstoffversorgung kann ohne geeignete Beikost unzureichend sein. Begonnen wird mit einem Gemüsebrei, später kommt ein Obstbrei hinzu. Anschließend werden Kartoffeln, Getreide, Hülsenfrüchte und Öle eingeführt. Getreide und Gemüse sollten zur besseren Nährstoffausnutzung erhitzt werden. Eine vollwertige vegane Beikost kann den Bedarf des Kindes an Energie, Protein, Zink, Eisen, Kalzium, Vitamin B_2 und Jod decken. Vitamin B_{12} muss supplementiert werden, ebenso wie Vitamin D in den sonnenarmen Monaten.

Klein- und Vorschulkinder (1–5 Jahre) haben bezogen auf das Körpergewicht einen Nährstoffbedarf, der nicht mehr so stark wie im Säuglingsalter ist. Bei vollwertiger veganer Ernährung sind die Kinder im Allgemeinen ausreichend mit Nährstoffen versorgt. Auf eine ausreichende Zufuhr kritischer Nährstoffe wie Zink und Eisen plus Vitamin-B_{12}-Supplementierung sollte geachtet werden.

Schulkinder (5–11 Jahre) nähern sich hinsichtlich des Nährstoffbedarfs immer mehr Erwachsenen an. Vegan ernährte Kinder
scheinen in dieser Phase weniger ernährungsbedingte Probleme
zu haben als in der frühen Kindheit. Eine vegane Ernährung ist
auch in dieser Lebensphase geeignet, eine adäquate Nährstoffversorgung sicherzustellen, sofern auf kritische Nährstoffe, insbesondere Vitamin B_{12}, geachtet wird.

Jugendliche (11–18 Jahre) haben in der pubertären Wachstums-
phase einen starken Anstieg des Energie- und Nährstoffbedarfs.
Bedingt durch die einsetzende Menstruationsblutung muss besonders bei veganer Ernährung bei jungen Mädchen auf eine
ausreichende Eisenzufuhr geachtet werden. Auch die Zufuhr der
kritischen Nährstoffe Zink, Vitamin B_2, Kalzium und Protein
kann bei veganen Jugendlichen erniedrigt sein. Bei vegan ernährten Kindern ist eine deutlich überhöhte Kalziumaufnahme
mit Supplementen kritisch, da so die Resorptionsrate von Eisen
und Zink reduziert wird.

Aus ernährungsphysiologischer Sicht ist eine vollwertige vegane
Kost geeignet, um den Nahrungsenergie- und Nährstoffbedarf
in allen Entwicklungsphasen von Kindern und Jugendlichen zu
decken. Ein umfangreiches Ernährungswissen ist hilfreich, eine
fachliche Beratung der Eltern ist sehr empfehlenswert.

3. Senioren

Zu den Senioren zählen Menschen meistens ab dem 60. Lebensjahr. Bei diesen älteren Menschen finden zahlreiche Stoffwech-
selveränderungen statt, die sich deutlich auf den Bedarf an Nahrungsenergie, aber weniger auf den Nährstoffbedarf auswirken.
Unter anderem nimmt die fettfreie Körpermasse (Muskulatur,
Organe, Skelett) zugunsten des Fettgewebes ab, das Körpergewicht bleibt dabei nahezu konstant. Die Verlangsamung der
meisten Stoffwechselprozesse spiegelt sich in einem geringeren
Grundumsatz wider.

Die abnehmende Leistungsfähigkeit im Alter reduziert auch

den Leistungsumsatz, so dass für Senioren eine geringere Zufuhr an Nahrungsenergie erforderlich ist. Die für Erwachsene im mittleren Alter geltenden Relationen der Hauptnährstoffe sollten in etwa beibehalten werden. Obwohl für Protein aufgrund höherer Erkrankungshäufigkeit ein geringfügig höherer Bedarf besteht, nehmen auch die meisten Senioren eine deutlich über den Empfehlungen liegende Proteinmenge auf.

Der Bedarf an Vitaminen und Mineralstoffen bleibt bei Senioren unverändert. Eine unzureichende Nährstoffversorgung beruht überwiegend auf einer ungenügenden Zufuhr und weniger auf einer schlechteren Resorption (Ausnahme: Vitamin B_{12}). Auch die Einnahme von Medikamenten sowie der Konsum von Alkohol und anderen Genussmitteln kann die Nährstoffversorgung beeinflussen.

Senioren verzehren oft wenig frisches Gemüse und Obst. Gründe dafür sind unter anderem die Bevorzugung von gekochter Nahrung, insbesondere bei Kaubeschwerden, sowie der unzureichende Zugang zu Frischkost aufgrund eingeschränkter Mobilität. Kritische Nährstoffe sind daher in erster Linie die in frischen pflanzlichen Lebensmitteln enthaltenen hitzelabilen Vitamine C, Beta-Carotin (Pro-Vitamin A) und Folat, außerdem Kalzium und Ballaststoffe sowie teilweise die Vitamine B_1, B_2 und B_6.

Während der sonnenarmen Monate ist die Versorgung mit Vitamin D bei vielen Senioren kritisch, da selbst bei ausreichendem Aufenthalt im Freien kaum Vitamin D durch Eigensynthese gebildet wird. Die bei älteren Menschen häufig vorkommenden Knochenfrakturen stellen ein zunehmendes individuelles und gesellschaftliches Gesundheitsproblem dar. Ursachen hierfür sind Osteoporose (Abbau der Knochensubstanz) sowie Osteomalazie (Kalziumauslagerung aus dem Knochen durch einen Mangel an Vitamin D). Osteoporose betrifft häufiger ältere Frauen als Männer. Eine ausreichende Zufuhr von Kalzium im Alter beeinflusst Ausbruch und Verlauf der Osteoporose positiv, allerdings nur in Kombination mit Vitamin D und körperlicher Aktivität. Ausschlaggebend ist eine ausreichende Kalziumzufuhr jedoch während der ersten drei Lebensjahrzehnte. In dieser

Zeitspanne wird die maximal erreichbare Knochenmasse aufgebaut.

Aus ernährungsphysiologischer Sicht kann eine vollwertige vegane Ernährung mit hoher Nährstoffdichte auch Senioren optimal mit den erforderlichen Nährstoffen versorgen. Besonders geachtet werden sollte dabei auf den täglichen Verzehr von frischem Gemüse, Obst und Vollkornprodukten, um auch kritische Nährstoffe wie Vitamin C, Beta-Carotin (Pro-Vitamin A), Folat, Ballaststoffe und B-Vitamine in ausreichendem Maße aufzunehmen.

VIII. Der Einfluss veganer Ernährung auf ernährungsmitbedingte Erkrankungen

1. Übergewicht

Übergewicht ist weltweit die verbreitetste Erkrankung. In Deutschland sind jede zweite Frau und zwei von drei Männern übergewichtig. Mit zunehmendem Alter steigt die Häufigkeit in der Bevölkerung an. Übergewicht gilt als Risikofaktor für eine Reihe weiterer Erkrankungen (Tab. 18).

Die Ursachen für Übergewicht sind überwiegend eine langfristige Überernährung, die mehr Nahrungsenergie zuführt, als der Körper verbraucht, sowie Bewegungsmangel. Außerdem spielen genetische Faktoren eine Rolle, mit einem geschätzten Anteil von 10–30%. Übergewicht entsteht in erster Linie durch die Zunahme des Fettgewebes.

Übergewicht wird u. a. mittels Body Mass Index (BMI) gemessen. Der BMI errechnet sich nach der Formel BMI = Körpergewicht in kg/Körpergröße in m² und erlaubt Aussagen zum relativen Körpergewicht, das die höchste Lebenserwartung verspricht (Tab. 19)

Veganer leiden seltener an Übergewicht als Mischköstler. Ein Grund dafür ist, dass die vegane Kost zumeist weniger Gesamtfett sowie einen hohen Anteil an Ballaststoffen enthält. Damit

Tabelle 18: Die wichtigsten Erkrankungen als Folge von Übergewicht

– Diabetes mellitus Typ 2	– Krebs
– Hypercholesterinämie	– Bluthochdruck
– Hypertriglyceridämie	– Gicht
– Atherosklerose	– Erkrankungen des Skeletts
– Metabolisches Syndrom	– Beschwerden beim Bewegungsapparat

Tabelle 19: Bewertung des BMI nach der höchsten Lebenserwartung

Klassifikation	BMI (kg/m^2)	
	Männer	Frauen
Untergewicht	< 20	< 19
Normalgewicht	20–25	19–24
Übergewicht	25–30	24–30
Adipositas	30–40	30–40
Massive Adipositas	> 40	> 40

weist sie eine niedrigere Nahrungsenergiedichte als eine übliche Mischkost auf. Außerdem haben Veganer meist eine gesundheitsbewusstere Lebenseinstellung als Mischköstler, die sich in einem geringeren Alkoholkonsum sowie in häufigerem und regelmäßigerem Betreiben von körperlicher Aktivität zeigt. Eine vollwertige vegane Kost kann daher sowohl die Entstehung von Übergewicht verhindern als auch bestehendes Übergewicht reduzieren.

2. Atherosklerose und Herz-Kreislauf-Erkrankungen

Wie in vielen anderen Industrieländern stehen auch in Deutschland Herz-Kreislauf-Erkrankungen mit etwa 40% aller Todesursachen an der Spitze der Sterbestatistiken. Die kardiovaskulären Erkrankungen manifestieren sich in Form von Angina pectoris, Herzinfarkt, Herzinsuffizienz, Gehirninfarkt sowie Krankheiten der Arterien, Venen und Lymphgefäße.

Diese Erkrankungen entstehen infolge einer Minderdurchblutung der Blutgefäße durch atherosklerotische Prozesse. Die

Atherosklerose besteht aus Ablagerungsherden von Lipiden, komplexen Kohlenhydraten, Blutbestandteilen sowie Kalk an der Gefäßinnenwand. Daraus entwickeln sich schließlich fibröse Plaques. Die Ursachen für die Entstehung von Atherosklerose sind multifaktoriell. Als primäre Risikofaktoren gelten Rauchen, Bluthochdruck und hohe Cholesterinwerte im Blut. Zu den sekundären Risikofaktoren zählen u. a. Übergewicht, Diabetes mellitus Typ 2, Bewegungsmangel, chronischer Stress sowie hormonelle Kontrazeptiva. Die Ernährung hat einen deutlichen Einfluss auf die meisten dieser Faktoren.

Veganer weisen im Vergleich zu Mischköstlern generell ein größeres Gesundheitsbewusstsein auf. Sie rauchen deutlich seltener und sind körperlich aktiver. Entspannungstechniken wie das autogene Training führen zur Bewältigung und zum Abbau von Stress.

Veganer haben auch günstigere Blutfettwerte, die das Risiko atherosklerotischer Prozesse reduzieren. Dazu zählen geringere Cholesterinwerte, ein günstigeres Verhältnis von HDL- zu LDL-Cholesterin sowie geringere Triglyceridwerte. Diese protektiven Blutfettwerte sind direkt auf die vegane Ernährung zurückzuführen. Im Vergleich zu Mischkost ist eine vegane Kost fett- und cholesterinärmer, ballaststoffreicher und durch ein höheres Verhältnis von mehrfach ungesättigten zu den gesättigten Fettsäuren gekennzeichnet. Dieses günstigere Verhältnis bewirkt eine Senkung des LDL-Cholesterins, des Gesamt-Cholesterins sowie eine verminderte Aggregationsneigung der Blutplättchen.

3. Bluthochdruck

Bluthochdruck gilt als primärer Risikofaktor für die Entstehung von kardiovaskulären Erkrankungen. Bluthochdruck ist sehr altersabhängig und betrifft in Deutschland etwa 30 % der erwachsenen Bevölkerung. Als Bluthochdruck gilt ein systolischer Blutdruck von > 140 mm Hg und ein diastolischer Blutdruck von > 90 mm Hg. Bluthochdruck kann sich in Symptomen wie Kopfschmerzen, Müdigkeit, Konzentrationsschwäche, Schwindel, Herzbeschwerden und Sehstörungen äußern.

Veganer weisen meist niedrigere systolische und diastolische Blutdruckwerte auf als Mischköstler. Verschiedene Faktoren veganer Ernährung wirken einem Blutdruckanstieg entgegen, wie eine hohe Ballaststoffaufnahme und eine niedrige Zufuhr an gesättigten Fettsäuren. Der Blutdruck ist sehr komplexen Regelmechanismen unterworfen. Die gesamte Lebensweise von Veganern erklärt ihre meist normalen Blutdruckwerte.

4. Diabetes mellitus

Diabetes mellitus ist eine weitverbreitete Stoffwechselerkrankung (etwa 9 % der Weltbevölkerung, davon mindestens 90 % Diabetes mellitus Typ 2), die auf einem absoluten oder relativen Mangel an Insulin beruht. Insulin steuert die Aufnahme von Glucose aus dem Blut in die Zellen. Beim Diabetes mellitus Typ 1 («Jugenddiabetes», insulinabhängig) wird durch eine Zerstörung der insulinbildenden Zellen der Bauchspeicheldrüse kein Insulin mehr produziert. Beim Diabetes mellitus Typ 2 («Altersdiabetes», nicht insulinabhängig) liegt eine Störung der Insulinrezeptoren auf den Zellmembranen oder eine verminderte Insulinsekretion vor.

In der Therapie des Diabetes mellitus Typ 2 werden vor allem größere Schwankungen des Blutglucosespiegels durch diätetische Maßnahmen vermieden. Patienten des Typs 1 sind lebenslang auf die Verabreichung von Insulin angewiesen. Der Typ 2 ist durch eine geeignete Ernährung und einer regelmäßigen Bewegung relativ gut zu behandeln. In dieser Kombination kann es zu einer Heilung dieser Erkrankung kommen.

Veganer erreichen eine gleichmäßige Abgabe von Kohlenhydraten ins Blut mit Lebensmitteln, die komplexe Kohlenhydrate enthalten, wie Nüsse und besonders Hülsenfrüchte. Eine hohe Ballaststoffaufnahme führt zu einer verzögerten Freisetzung der Nährstoffe und damit auch zu einer verzögerten Glucoseresorption. Durch diese Maßnahmen steigt der Blutglucosespiegel langsamer an, und die Insulinsensitivität der peripheren Gewebe wird erhöht. Bei Veganern ist der Diabetes mellitus Typ 2 deutlich weniger verbreitet als in der Durchschnittsbevölkerung. Eine der Ursachen dafür ist das geringere Vorkommen von Übergewicht.

5. Osteoporose

Die Osteoporose ist eine Knochenerkrankung, die vor allem bei Frauen nach der Menopause auftritt und die durch einen zunehmenden Verlust an Knochensubstanz gekennzeichnet ist. Mindestens 9 % der Bevölkerung sind davon betroffen. Sowohl der anorganische Anteil des Knochens (Mineralsalze) als auch die organische Grundsubstanz werden abgebaut, so dass die gesamte Knochenstruktur geschwächt wird und das Risiko für Knochenbrüche ansteigt. Die gesteigerte Frakturanfälligkeit zeigt sich vor allem an den Wirbeln, den Oberschenkelknochen und den Rippen. Aber auch ohne Brüche kann die Erkrankung den Betroffenen starke Schmerzen bereiten.

Ein wesentlicher Faktor für das Osteoporoserisiko ist die während der ersten drei Lebensjahrzehnte aufgebaute Knochenmasse. Der Knochen ist als stoffwechselaktives Organ lebenslangen Auf- und Abbauprozessen unterworfen. Etwa ab dem 30.–35. Lebensjahr überwiegen die Abbauprozesse, so dass es kontinuierlich zu Nettoverlusten an Knochenmasse kommt, unter anderem weil sich die Menschen mit zunehmenden Alter immer weniger körperlich bewegen. Wenn in den ersten drei Lebensjahrzehnten eine große Menge an Kalziumapatit in den Knochen eingelagert werden konnte, dauert es bei gleicher Abbaugeschwindigkeit länger, bis eine kritische, frakturgefährdete Knochendichte erreicht wird. Eine ausreichende Kalzium- und Vitamin-D-Zufuhr während der Jahre des Knochenzuwachses ist daher äußerst wichtig. Aber auch postmenopausal kann eine zu geringe Kalziumversorgung die Osteoporose beschleunigen.

Osteoporose kann mit Kombipräparaten von Kalzium und Vitamin D nicht aufgehalten werden, sondern eher zur Entstehung einer Verhärtung des Knochengewebes und damit zur Bruchgefahr beitragen. Bei der Osteoporose verstärken sich zwei schädigende Vorgänge. Einerseits wird Knochen abgebaut, da sich die meisten Menschen unter anderem zu wenig bewegen, andererseits ist die Ernährung zu säurebildend. Durch diese beiden Vorgänge bauen die Knochen ab und werden gleichzeitig brüchig. Vollwertige Ernährung und körperliche Bewegung wirken dem entgegen.

Veganer weisen oft eine geringere Knochenmineraldichte und damit ein höheres Osteoporoserisiko auf als Mischköstler, während es keinen Unterschied im Knochenabbau zu geben scheint. Auch das Frakturrisiko war in Studien um 30% erhöht, aber nur wenn die Kalziumzufuhr < 525 mg/Tag lag. Der Kalzium- und Knochenstoffwechsel ist neben der Zufuhr an Kalzium und Vitamin D sowie der körperlichen Aktivität auch beeinflusst durch Kochsalz, Phosphat, Fluor, Phytinsäure, Oxalsäure, Alkohol, Koffein, Rauchen und Medikamente. Eine vollwertige, auch vegane, Ernährung und ein gesunder Lebensstil senken das Risiko für Osteoporose.

6. Zahnkaries

Karies gilt als die häufigste ernährungsmitbedingte Erkrankung. Es handelt sich um einen progressiven Zerstörungsprozess des Zahnes, der am Zahnschmelz beginnt und sich über Dentin und Pulpa fortsetzt. Hauptverursacher der Karies sind Mikroorganismen, die einen mikrobiellen Film, die sogenannten Plaques, auf dem Zahn bilden. Die Plaques entstehen durch eine lange Verweildauer leicht abbaubarer Kohlenhydrate im Zahnbereich sowie unzureichende Zahn- und Mundhygiene.

Durch den Abbau von Kohlenhydraten entstehen verschiedene Zucker. Saccharose (Haushaltszucker) ist der Hauptauslöser von Karies, gefolgt von Glucose (Traubenzucker) und Fructose (Fruchtzucker). Honig enthält zwar nur etwa 1% Saccharose, ist aber aufgrund seiner Klebrigkeit noch wirkungsvoller an der Entstehung von Karies beteiligt. Komplexe Kohlenhydrate wie Stärke können von Mikroorganismen kaum abgebaut werden und tragen damit fast nicht zur Entstehung von Karies bei.

Neben Bakterien sind auch säurehaltige Lebensmittel an der Kariesbildung beteiligt. Deshalb haben Rohköstler, die sehr viel Obst essen, häufiger Karies als Mischköstler und Veganer.

Veganer sind von Zahnkaries genauso betroffen wie Misch-köstler, da sie neben Süßigkeiten auch Trockenfrüchte, Honig und Fruchtsäfte konsumieren. Diese Produkte enthalten teil-weise erhebliche Mengen an leicht abbaubaren Kohlenhydra-ten, die für die Entstehung von Karies verantwortlich sind. Eine gründliche Zahn- und Mundhygiene ist unabhängig von der Kostform zur Vorbeugung von Karies wichtig.

7. Krebs

Krebskrankheiten stellen die zweithäufigste Todesursache in westlichen Industrieländern dar. Die häufigsten Krebsneuerkran-kungen sind bei Männern Krebs von Prostata, Dickdarm und Lungen. Bei den Frauen ist die Reihenfolge Krebs von Brust, Dickdarm und Lungen.

Jede Zelle trägt in ihrer DNA auch Gene, die Informationen zur Umwandlung in eine Krebszelle enthalten. Dieser Vorgang erfolgt in drei Phasen:

Die *Initiation* stellt die Krebsentstehung dar, die sich im Or-ganismus täglich vielfach wiederholt. Normalerweise werden die betroffenen Zellen durch das Immunsystem erkannt und eli-miniert. Insbesondere sich schnell und häufig teilende Gewebe wie Haut, Darmschleimhaut, Hoden und Uterus lassen dem Im-munsystem nur geringe Chancen, genetisch veränderte Zellen zu eliminieren und die Krebsentstehung zu verhindern. Als Ini-tiatoren gelten u. a. UV-Strahlung, polyzyklische chlorierte Kohlenwasserstoffe, Nitrosamine sowie Viren.

In der Phase der *Promotion* teilen sich nicht eliminierte ge-netisch veränderte Zellen. Für das Immunsystem ist es nun viel schwieriger, die betroffenen Zellen unschädlich zu machen. Die-ser Vorgang kann durch Promotoren wie Dioxin, sekundäre Gallensäuren und bestimmte Formen von Östrogenen beschleu-nigt werden.

Während der *Progression* erfolgt ein starkes Wachstum der tumorösen Zellen.

Krebs ist multikausal bedingt. Zahlreiche endogene Faktoren wie genetische Disposition und Alter sowie exogene Faktoren wie Wasser, Luft, Ernährung, Konsum von Alkohol, Tabak und Medikamenten, Strahlenbelastung und berufliche Exposition können einen Einfluss haben. Alle Lebensumstände eines Menschen können eine Rolle spielen.

Diese Einflussfaktoren sollten nicht isoliert betrachtet werden. Die meisten dieser Faktoren können jedoch gezielt verändert werden, wie das Rauchen und die Ernährung. Zwar ist es auch bei der Ernährung nicht möglich, eine eindeutige Ursache-Wirkung-Kette hinsichtlich der Entstehung von Krebs aufzuzeigen. Es gibt aber einige Inhaltsstoffe in Lebensmitteln, die das Risiko für bestimmte bösartige Tumoren beeinflussen können. So kann durch eine geeignete Nahrungsmittelauswahl das Kolon- und Magenkrebsrisiko um 90%, das Brustkrebsrisiko um 50% und eine Reihe anderer Krebsarten um mindestens 20% gesenkt werden.

Der Einfluss der Ernährung zeigt sich in dramatischer Weise in Japan. Der dortige auffällige Anstieg von Dickdarmkrebs hängt mit der Adaption westlicher Ernährungsmuster zusammen. In den letzten Jahrzehnten haben sich der Fettverzehr um das Dreifache und der Fleischverzehr um das Neunfache gesteigert. Gleichzeitig hat der Reisverzehr um ein Drittel abgenommen.

Im Gegensatz zu älteren Studien mit langjährigen Veganern, die eine deutlich geringere Krebshäufigkeit aufweisen, zeigen neue Meta-Analysen epidemiologischer Studien entgegen den Erwartungen bei Veganern, im Vergleich mit Mischköstlern, kein signifikant verringertes Risiko für die häufigsten Krebsarten. Allerdings ist in den großen epidemiologischen Studien die Zahl der Veganer im Vergleich zu der der Vegetarier und Mischköstler sehr niedrig und dadurch die statistische Aussagekraft verringert. Zum anderen brauchen Krebserkrankungen Jahrzehnte bis zu ihrer Erkennung; häufig treten sie erst im Alter auf. Für eine eindeutige Klärung der Frage nach der Höhe des Krebsrisikos bei Veganern wäre es erforderlich, die Daten der Teilnehmer nach der Dauer ihrer veganen Ernährung auszuwerten. Das wahre präventive Potential einer veganen Ernährung lässt sich wohl nur mit lebenslangen Veganern erfassen.

IX. Praktische Umsetzung einer veganen Ernährungsweise

Ernährungsempfehlungen für die Bevölkerung sollen eine ausreichende Nährstoffversorgung sicherstellen sowie chronischen Erkrankungen vorbeugen. Von praktischer Bedeutung für den Einzelnen sind vor allem lebensmittelbezogene Empfehlungen. Neben den allgemeinen Empfehlungen, die sich an gesunde Personen richten, gibt es spezielle Ernährungsempfehlungen für Menschen, die bereits ein oder mehrere Risikofaktoren für bestimmte chronische Erkrankungen aufweisen oder bereits erkrankt sind. Therapeutische Erfolge mit veganer Kost rücken das gesundheitliche Potential einer pflanzenbasierten Ernährungsweise immer mehr ins Interesse der Ernährungsmedizin.

1. Wissenschaftlich begründete Ernährungsempfehlungen für Veganer

Gemüse und Obst bilden aufgrund ihrer hohen Nährstoffdichte und ihres präventiven Potentials die Grundlage einer veganen Ernährung. Die Zufuhr einer großen Bandbreite von sekundären Pflanzenstoffen und Mikronährstoffen erfolgt durch eine abwechslungsreiche Zusammenstellung nach dem «Ampelprinzip»: Täglich sollte möglichst gelbes (Carotinoide), orange-rotes/tiefrotes (Carotinoide, Polyphenole) und grünes (Folat, Magnesium) Gemüse und Obst verzehrt werden. Der reichliche Konsum von Gemüse und Obst senkt das Risiko für Herz-Kreislauf-Erkrankungen, wahrscheinlich für Tumoren des Verdauungstraktes sowie möglicherweise für weitere Tumoren und Osteoporose.

Vollkornprodukte sollten täglich verzehrt und gegenüber Auszugsmehlprodukten bevorzugt werden. Getreide ist der wichtigste Proteinlieferant bei veganer Ernährung und stellt eine wesentliche Quelle für viele Mineralstoffe und Vitamine sowie für Ballaststoffe dar. Auch im verarbeiteten vollen Korn bleibt der Nährstoffgehalt weitgehend erhalten. Der Verzehr von Vollkornprodukten verringert wahrscheinlich das Risiko für Dickdarmkrebs sowie möglicherweise für Magen- und Mastdarmkrebs, Herz-Kreislauf-Erkrankungen und Diabetes mellitus Typ 2.

Kartoffeln sollten im Wechsel mit Vollkornprodukten verzehrt werden. Für einige Nährstoffe weisen Kartoffeln eine hohe Nährstoffdichte auf, etwa für die Vitamine C, B_1 und Niacin sowie für die Mineralstoffe Magnesium, Kalium und Eisen. Gering verarbeitete Produkte, wie Pellkartoffeln, sind zu bevorzugen. Stark verarbeitete Kartoffelprodukte, wie Pommes frites und Chips, haben deutliche Nährstoffverluste erlitten und sind oft sehr fett- und salzreich und sollten daher gemieden werden.

Hülsenfrüchte sind im Rahmen einer veganen Ernährung zu empfehlen. Neben reichlich Protein liefern Hülsenfrüchte komplexe Kohlenhydrate, Ballaststoffe sowie Magnesium, Kalium, Eisen und zahlreiche B-Vitamine. Ballaststoffreiche Lebensmittel senken das Risiko für Dickdarmkrebs und wirken positiv auf den Glucose- und Insulinstoffwechsel, das Blutlipidprofil und den Blutdruck.

Nüsse und Ölsamen sollten in mäßiger Menge, aber regelmäßig verzehrt werden. Diese weisen zwar eine hohe Energiedichte auf, dafür aber ein günstiges Fettsäuremuster. Zudem liefern sie Protein, Folat, Vitamin E, Ballaststoffe, sekundäre Pflanzenstoffe sowie viele Mineralstoffe wie Eisen und Zink. Der regelmäßige Verzehr von Nüssen senkt wahrscheinlich das Risiko für Herz-Kreislauf-Erkrankungen.

Pflanzliche Öle weisen ein günstiges Fettsäuremuster auf und sollten regelmäßig in geringen Mengen verzehrt werden. Zur Verbesserung der Versorgung mit Omega-3-Fettsäuren sind naturbelassene Öle mit einem hohen Anteil an α-Linolensäure geeignet, wie Lein-, Raps- und Walnussöl. Pflanzliche Öle liefern Vitamin E, sekundäre Pflanzenstoffe sowie einfach und mehrfach ungesättigte Fettsäuren einschließlich der essenziellen Fettsäuren Linolsäure und α-Linolensäure. Um die Versorgung mit den langkettigen Omega-3-Fettsäuren EPA und DHA zu verbessern, bieten sich entsprechend angereicherte Lein- oder Olivenöle an.

Trockenfrüchte enthalten dieselben Inhaltsstoffe wie die Ausgangsfrüchte, aber in deutlich höheren Konzentrationen. Aufgrund ihres hohen Energiegehalts sollten sie in entsprechend kleineren Mengen, besonders anstatt Süßigkeiten oder auch zur Verdauungsförderung verzehrt werden.

Kritische Nährstoffe können bei einem nachgewiesenen Mangel mit angereicherten Lebensmitteln zugeführt werden, um die Nährstoffversorgung sicherzustellen. Wie bei allen Kostformen zählen dazu auch bei Veganern Jod und besonders in der sonnenarmen Zeit Vitamin D. Veganer müssen dringend auf eine zuverlässige Zufuhr von Vitamin B_{12} achten. Die Verwendung von mit Kalzium angereicherten pflanzlichen Milchalternativen kann sinnvoll sein.

Supplemente sollten (mit Ausnahme von Vitamin B_{12}) nur dann verwendet werden, wenn der Bedarf einzelner Nährstoffe durch den Lebensmittelverzehr nicht ausreichend gedeckt werden kann und eine unzureichende Versorgung festgestellt wurde. Der vorübergehende gezielte Einsatz des betreffenden Nährstoffs sollte mit dem Arzt besprochen werden. Eigendiagnosen und Multipräparate sind unangebracht.

2. Besondere Lebensmittel für Veganer

Nach der Umstellung auf eine vegane Ernährung sind keine speziellen Lebensmittel für die Nährstoffversorgung erforderlich. Das breite Angebot von veganen Produkten entspricht jedoch dem Wunsch vieler Veganer, bestimmte Geschmackserlebnisse oder Zubereitungsverfahren weiterhin zu nutzen. Zu den Produkten zählen beispielsweise Grillwürstchen oder Wurstaufschnitt auf Tofu-, Lupinen- oder Weizenproteinbasis sowie zahlreiche pflanzliche Brotaufstriche. Neben Soja-, Reis-, Mandel- oder Haferdrinks werden auch Käse-, Joghurt- und Sahnealternativen sowie Eiscreme aus pflanzlichen Rohstoffen angeboten. Einige dieser Produkte sind mit Kalzium angereichert. Veganer, die keine angereicherten Produkte essen möchten, sollten gezielt kalziumreiche Lebensmittel wie Nüsse, grüne Gemüsearten, Trockenfrüchte und vor allem kalziumreiches Mineralwasser konsumieren.

Industriell hergestellte vegane Produkte werden überwiegend von Menschen nachgefragt, die keine Veganer sind, ihre Ernährung aber bewusster gestalten und den Anteil tierischer Lebensmittel verringern wollen. Auch Menschen, die (noch) nicht gänzlich Veganer sind und ihre Umstellung auf eine vegane Lebensweise erleichtern möchten, verwenden gerne diese Produkte.

Vegane Ernährung muss aber keineswegs Verzicht bedeuten, denn tatsächlich findet ein erheblicher Zugewinn an kulinarischen Möglichkeiten statt. Bisher nicht oder nur selten verzehrte Gemüse- oder Obstarten stellen eine Erweiterung der Lebensmittelauswahl dar. Dazu zählen Mangold, verschiedene Rüben, Schwarzwurzeln, Topinambur u. a. Auch verschiedene Hülsenfrüchte, Grünkern, Dinkel, Hirse und Buchweizen werden wieder neu entdeckt.

3. Praxis der veganen Ernährung

Essverhalten. Bei der veganen Ernährung ist wie bei anderen Ernährungsformen eine individuelle Anpassung der Ernährungsempfehlungen wichtig. Durch Ausprobieren kann eine Kompetenz erarbeitet werden, um am eigenen Körper zu spüren, welche Lebensmittel in welcher Zubereitungsform bekömmlich sind. Dieses gilt besonders für Menschen, die empfindliche Verdauungsorgane haben oder an Erkrankungen der Verdauungsorgane bzw. an anderen Krankheiten leiden. Außerdem sollte möglichst nur dann gegessen werden, wenn sich Hunger ankündigt.

Der übliche Rhythmus von täglich drei Hauptmahlzeiten hat sich besonders im Berufsleben bewährt. Aber auch andere Varianten können praktiziert werden. Diese Tagesabläufe sollten individuell und abhängig von Familie und Arbeitsplatz gestaltet werden. Zwischenmahlzeiten sind bei leichter körperlicher Arbeit nicht erforderlich.

Bei jeder Mahlzeit sollte erst die unerhitzte und danach die erhitzte Kost verzehrt werden, um eine Leukozytose, eine Erhöhung der Anzahl der weißen Blutkörperchen, zu vermeiden. Ballaststoffreiche Frischkost ist relativ energiearm und trotzdem sättigend. Gründliches Kauen erhöht den Speichelfluss und wirkt sich positiv auf Zähne, Zahnfleisch und Mundmikrobiota sowie die Bekömmlichkeit und Verdaulichkeit der Nahrung aus. Die Kost sollte wegen der Bekömmlichkeit nicht zu kalt und wegen eines möglichen Krebsrisikos nicht zu heiß gegessen und getrunken werden. Ruhe und Muße beim Essen wirken sich positiv auf Psyche, Wohlbefinden und Stoffwechsel aus. Insgesamt sollte einfach und mäßig gegessen werden, die Kost kann trotzdem abwechslungsreich gestaltet und genussvoll zubereitet sein.

Umstellung. Eine sofortige Umstellung auf vegane Kost ist möglich und klappt bei vielen Menschen ohne Probleme. Wenn aber über lange Zeit eine ballaststoffarme Mischkost verzehrt wurde, kann eine plötzliche Umstellung auf eine vegane Ernährung auch zu einer physiologischen Überforderung führen. Das Verdauungssystem sollte nicht überfordert, aber auch nicht unterfordert werden. Jüngere Menschen haben meist keine Probleme mit der Umstellung, ältere oder empfindliche Menschen sollten sich mehr Zeit nehmen. Kranke sollten vor einer Umstellung auf pflanzliche Kost ihren Arzt konsultieren, um den Einfluss auf die Wirkung von Medikamenten abzuklären.

Je nach Bekömmlichkeit der veganen Kost und dem Wohlbefinden hat sich eine Reihe von Schritten bewährt, die mit einer individuell abgestimmten Geschwindigkeit durchgeführt werden können. Zunächst sollte aufgrund ihrer hohen Nährstoffdichte eine Umstellung auf Vollkornprodukte erfolgen. Wegen der Bekömmlichkeit sollte die Einführung allmählich erfolgen und gleichzeitig der Konsum von Süßigkeiten und isolierten Zuckern deutlich reduziert werden.

Problemlösungen. Vegane Menüs können sehr schmackhaft zubereitet werden, aber es erfordert eine gewisse Übung, um den gewünschten Geschmack zu erreichen. Es bedarf einer Gewöhnung an die neue Kostform. Praktische Erfahrungen zeigen,

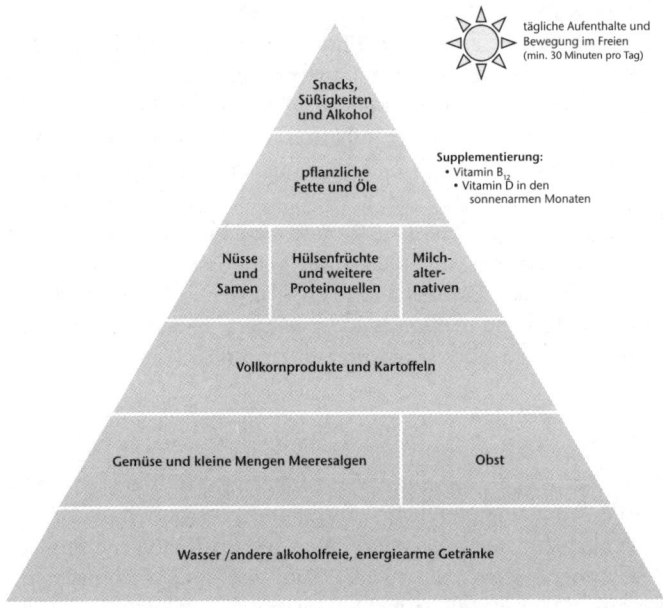

tägliche Aufenthalte und
Bewegung im Freien
(min. 30 Minuten pro Tag)

Snacks,
Süßigkeiten
und Alkohol

pflanzliche
Fette und Öle

Supplementierung:
• Vitamin B$_{12}$
• Vitamin D in den
   sonnenarmen Monaten

Nüsse
und
Samen

Hülsenfrüchte
und weitere
Proteinquellen

Milch-
alter-
nativen

Vollkornprodukte und Kartoffeln

Gemüse und kleine Mengen Meeresalgen   Obst

Wasser /andere alkoholfreie, energiearme Getränke

*Abbildung 1: Die Gießener vegane Ernährungspyramide, Erläuterungen siehe Tabelle 20
(nach Leitzmann und Keller 2019)*

dass jede körperliche Bewegung den Stoffwechsel anregt und die Ernährungsumstellung erleichtert. Eine Umstellung der Ernährung gelingt problemloser, wenn vorher etwa eine Woche gefastet wird, weil nach dem Fasten weniger Bekömmlichkeitsstörungen auftreten. Dieses hängt auch mit der Entschlackung des Körpers zusammen. Nach Professor Lothar Wendt bedeutet eine Entschlackung neben einer Entsäuerung und Entgiftung auch eine Entwässerung und Ausscheidung im Bindegewebe eingelagerter Proteine und damit insgesamt eine Entlastung des Körpers.

Verträglichkeitsprobleme können in Form von Völlegefühlen auftreten, wenn zu hastig gegessen wird. Gründliches Kauen und Muße beim Essen können Abhilfe schaffen. Die Verdauungsorgane benötigen eine Gewöhnungszeit, um sich an Lebensmit-

Tabelle 20: Nach der Gießener veganen Lebensmittelpyramide empfohlene Lebensmittel mit Mengenangaben

Getränke	**etwa 1,5 l/Tag** Wasser und andere alkoholfreie, energiearme Getränke (empfehlenswert: kalziumreiche Mineralwässer [≥ 400 mg Ca/l])
Gemüse	**mind. 3 Portionen täglich** mindestens 400 g/d
Meeresalgen (Nori) (alternativ Jodsupplementierung in Absprache mit dem Hausarzt)	**täglich** ca. 1–3 g (trocken) entspricht etwa einem gehäuften Teelöffel Nori-Flocken oder 1,5 Nori-Blättern
Obst	**mind. 2 Portionen täglich** mindestens 250 g/d
Vollkorngetreide und Kartoffeln	**3 Portionen täglich** pro Portion: Getreide und Reis: ca. 60–75 g (roh) oder ca. 200–250 g (gegart) Vollkornbrot: 2–3 Scheiben à 50 g Vollkornnudeln: 125–150 g (roh) Kartoffeln: ca. 2–3 mittelgroße (ca. 200–350 g)
Hülsenfrüchte und weitere Proteinquellen	**ca. 1 Portion täglich** pro Portion: Hülsenfrüchte: 40–50 g (roh) oder ca. 150–220 g (gegart) Tofu, Tempeh, Seitan und Lupinenprodukte: 50–100 g
Milchalternativen	**1–3 Portionen täglich** pro Portion: 100–200 g Sojadrink, Getreidedrink, Nussdrink, Soja-Joghurt-Alternative
Nüsse und Samen (auch Mus)	**1–2 Portionen täglich** pro Portion: ca. 30 g
Pflanzliche Öle und Fette	**2–3 Portionen täglich** 2–3 Esslöffel/d (davon 1 Esslöffel DHA-angereichertes Leinöl)
Außerdem	**täglich** – Vitamin-B12-Supplementierung (3 μg/d) – jodiertes Speisesalz oder mit jodhaltigen Algen angereichertes Meersalz, sparsam (max. 1,5 g/d) – Aufenthalte im Freien zur Vitamin-D-Bildung (in den sonnenarmen Monaten zwischen Oktober und März Vitamin-D-Supplementierung [20 μg/d])

tel wie Hülsenfrüchte, aber auch Kohl, Zwiebeln und Lauch zu gewöhnen, die Blähungen auslösen können. Auch Säfte, erhitztes Obst und Vollkornprodukte können Unverträglichkeiten bereiten. Diese Probleme lassen sich meist durch das Meiden des gleichzeitigen Verzehrs von Süßigkeiten lösen. Wirksam gegen Blähungen sind Gewürze wie Kümmel, Fenchel, Anis und Oregano.

Medikamente und psychologische Belastungen können bei der Umstellung auf eine andere Ernährungsweise Bekömmlichkeitsstörungen verursachen. Negative Gefühle sollten daher beim Essen möglichst vermieden werden. Ein ansprechendes Ambiente beim Essen wirkt entspannend, die Mahlzeiten sollten in angenehmer Atmosphäre verzehrt werden.

Veganer kaufen wie andere Konsumenten keine Nährstoffe ein, sondern Lebensmittel. Deshalb ist es für die Praxis sinnvoll, Zufuhrempfehlungen auf Lebensmittelbasis auszusprechen. Empfehlungen dienen der Orientierung und können je nach Gewohnheit, Vorlieben und Abneigungen individualisiert werden.

Eine übersichtliche Orientierung zur Praxis der veganen Ernährung bietet die Gießener vegane Lebensmittelpyramide.

X. Risiken veganer Ernährung

Grundsätzlich gilt, dass bei einer vollwertigen veganen Ernährung mit entsprechender Supplementierung von Vitamin B_{12} keine Risiken bestehen. Das gilt für alle Alters- und Berufsgruppen. Eine Reihe von Studien belegen jedoch, dass Veganer entweder nicht wissen, wie eine vollwertige vegane Ernährung zusammengestellt und zubereitet wird, oder dieses Wissen nicht anwenden. In diesen Fällen gibt es erhebliche Risiken, die aber nicht in der veganen Ernährung begründet sind, sondern im Fehlverhalten der Betroffenen. Diese Veganer brauchen, wie fast alle Verbraucher, eine professionelle Ernährungsberatung, die von entsprechenden Experten und Institutionen angeboten wird.

Die Fachgesellschaften für Ernährung haben bis vor kurzem der veganen Ernährung schlechte Noten gegeben. Bemängelt wurde in erster Linie die Gefahr einer Unterversorgung mit einer Reihe von Nährstoffen. Dabei sind Veganer mit einigen Nährstoffen wie Beta-Carotin, Vitamin C, Folat, Magnesium, Kalium und Vitamin K sowie den Ballaststoffen und sekundären Pflanzenstoffen meist deutlich besser versorgt als der Bevölkerungsdurchschnitt. Bei anderen Nährstoffen ist die Versorgung gleich gut, etwa mit Vitamin E, Thiamin, Biotin und Pantothensäure.

Bei den sogenannten kritischen Nährstoffen handelt es sich um dieselben, die auch bei vielen Mischköstlern nicht optimal vorliegen, nämlich Eisen, Zink, Kalzium, Jod und Vitamin D. Die langkettigen Omega-3-Fettsäuren sowie Vitamin B_{12} sind auch nicht ausschließlich, aber doch besonders bei Veganern kritisch. Menschen, die sich über einen längeren Zeitraum hinweg Vitamin-B_{12}-arm oder gar Vitamin-B_{12}-frei ernähren, riskieren schwere Gesundheitsstörungen, etwa im Zentralnervensystem oder bei der Blutbildung. Deshalb sollte Vitamin B_{12} bei veganer Ernährung langfristig und konsequent durch angereicherte Lebensmittel, Supplemente oder Vitamin-B_{12}-haltige Zahncreme sichergestellt werden. Zudem sollten Veganer einmal jährlich ihren Vitamin-B_{12}-Status anhand von Blutwerten (Holo-Transcobalamin, Methylmalonsäure (MMA)) sowie Homocystein überprüfen lassen.

Übrigens ist ein Vitamin-B_{12}-Mangel auch bei älteren Mischköstlern aufgrund verringerter Resorption sowie der Einnahme von Medikamenten (z.B. Magensäurehemmern) nicht selten. Da angenommen wird, dass Fleischesser keinen Vitamin-B_{12}-Mangel bekommen, wird dieser in der Regel nicht untersucht. So bleibt der Vitamin-B_{12}-Mangel oft unentdeckt.

Da Säuglinge, Kleinkinder, Schwangere und Stillende einen höheren Nährstoffbedarf aufweisen, raten viele Mediziner für diese Gruppen von veganer Ernährung ab. Das liegt auch daran, dass Mediziner in Ernährungsfragen oft nicht angemessen ausgebildet sind. Außerdem ist Ernährungsberatung zeitaufwändig, könnte aber von Ernährungsfachkräften übernommen werden. Die Fachgesellschaften für Ernährung lehnen die vegane Ernährung inzwischen zwar nicht mehr strikt ab bzw. schränken ihre Ablehnung auf Risikogruppen ein, empfehlen sie aber auch nicht. Voraussichtlich wird sich dieses im Laufe der Zeit weiter ändern.

Ein offensichtliches Paradoxon besteht darin, dass einerseits Berichte von seltenen Einzelfällen veganer Unterernährung in den Medien große Aufmerksamkeit erregen, andererseits aber das Leiden von Tausenden von Menschen, die täglich an den Folgen des Verzehrs tierischer Produkte erkranken und sterben, wenig Resonanz finden. Diese sogenannte Normalität wird als schicksalhaft hingenommen. Hier findet ein eklatanter Verdrängungsprozess statt, der sicher auch mit dem Bedürfnis der Menschen zu tun hat, ihre liebgewonnenen Gewohnheiten nicht aufgeben zu wollen. Außerdem gibt es bisher nicht genügend wissenschaftlich fundierte Daten, um auch die letzten Zweifler von den Vorteilen einer pflanzlichen Ernährung zu überzeugen.

Völlig unangebracht erscheint der Vorwurf, dass Menschen, die ihre Kinder vegan ernähren, Körperverletzung oder gar Kindesmissbrauch begehen. Auch die eigenartige Diskussion, dass eine pflanzliche Kost ungesund, unethisch, unökologisch und damit heuchlerisch sei, stellt die Realität auf den Kopf. Ebenso falsch ist die Feststellung, dass der Veganismus keine Ernährungsform, sondern eine Religion sei.

Das oft gehörte Argument, dass Weideland für Tiere in bergigen Regionen nicht für den Anbau von Pflanzen für die Ernährung des Menschen genutzt werden könne, lässt sich schnell entkräften. Diese Böden eignen sich sehr gut für die Anpflanzung von Beeren, Obst und andere mehrjährige Pflanzen. In anderen Regionen der Welt dienen diese Böden dem Anbau von Kaffee, Tee, Kakao und vielerlei Gewürzen. Zudem könnte die Weltbevölkerung bereits heute rein rechnerisch völlig ohne die Nutzung von Weideland ernährt werden, wenn nicht ein Drittel der globalen Ackerflächen der Erzeugung von Tierfutter dienen würde.

Wenn sich Menschen aus persönlichen Gründen vegan ernähren möchten, dann sollte statt einer Verurteilung eine professionelle Beratung erfolgen, wie diese Kost optimal vollwertig gestaltet wird. Am besten sollte dieses Wissen bereits in den Kindergärten und dann in den Schulen angeboten werden. Dann ist die Gefahr von gefährlichem Halbwissen, das auch teilweise von Medizinern verbreitet wird, deutlich reduziert.

Das einzige Risiko, das Veganer eingehen, ist der Pudding-Veganismus. Die Voraussetzung für die optimale Nutzung der vielen Vorteile der veganen Ernährung ist eine vollwertige Zusammensetzung und Zubereitung der pflanzlichen Kost.

XI. Schlussbemerkungen

Der Veganismus ist eine gesundheitsfördernde und nachhaltige Ernährungsweise. Immer mehr Studien haben in letzter Zeit die Vor- und Nachteile veganer Kost untersucht. Dabei hat sich deutlich gezeigt, dass eine vollwertige vegane Ernährung nicht nur für eine optimale Versorgung mit allen lebensnotwendigen Nährstoffen (Ausnahme Vitamin B_{12}) sorgt, sondern in erheblichem Maße dazu beitragen kann, ernährungsmitbedingten Erkrankungen wie Übergewicht, Diabetes mellitus Typ 2, Atherosklerose, Herz-Kreislauf-Erkrankungen, Bluthochdruck und verschiedenen Krebserkrankungen vorzubeugen. Mittlerweile wird von ernährungswissenschaftlicher und medizinischer Seite aus präventiven Gründen auch eine vegane Ernährung empfohlen. Bei bereits vorhandenen Krankheiten kann eine vegane Ernährung mit viel Frischkost den Heilungsprozess aktiv unterstützen.

Das mit Abstand am häufigsten genannte Motiv, den Verzehr von tierischen Produkten zu meiden, ist die ethische Überzeugung. Veganer wollen nicht mehr länger hinnehmen, dass Tiere gequält und getötet werden. Die zunehmende Aufklärung über die tatsächlichen Zustände bei Aufzucht, Mast, Transport und Schlachtung unserer «Nutztiere» bringt Mischköstler und Vegetarier zu der Entscheidung, alle Nahrungsmittel vom Tier zu meiden. Neben den ethischen Motiven stehen auch politische Forderungen, etwa unabhängige Rechte für Tiere.

Die Akademie für Ernährung und Diätetik (AND) der USA fasste den wissenschaftlichen Stand zum Veganismus 2016 in einem Positionspapier zusammen:

«Es ist die Position der Akademie für Ernährung und Diätetik, dass sachgerecht geplante vegetarische Ernährungsformen, einschließlich der veganen Ernährung, gesund sind, ernährungsphysiologisch bedarfsgerecht sind und gesundheitliche Vorteile bei der Prävention und Behandlung von bestimmten Krankheiten bieten können. Diese Ernährungsformen eignen sich für alle Lebensphasen, einschließlich Schwangerschaft, Stillzeit, Kleinkindalter, Kindheit, Jugendalter, älteres Erwachsenenalter und für Sportler.

Pflanzlich basierte Ernährungsformen sind umweltverträglicher als Kostformen, die reich an tierischen Produkten sind, weil sie weniger natürliche Ressourcen verbrauchen und mit viel weniger Umweltschäden verbunden sind. Vegetarier und Veganer haben ein verringertes Risiko für bestimmte Erkrankungen wie ischämische Herzkrankheit, Diabetes mellitus Typ 2, Bluthochdruck, bestimmte Arten von Krebs und Fettleibigkeit.

Eine niedrige Aufnahme von gesättigten Fettsäuren und eine hohe Zufuhr von Gemüse, Obst, Vollkornprodukten, Hülsenfrüchten, Sojaprodukten, Nüssen und Samen (alle reich an Ballaststoffen und sekundären Pflanzenstoffen) sind charakteristisch für vegetarische und vegane Ernährungsformen, die niedrigere Gesamtcholesterin- und LDL-Cholesterinwerte verursachen und eine bessere Kontrolle der Glucose im Blut ermöglichen. Diese Faktoren leisten einen Beitrag zur Verringerung chronischer Erkrankungen. Veganer benötigen zuverlässige Quellen für Vitamin B_{12}, wie angereicherte Nahrungsmittel oder Nahrungsergänzungsmittel.»

Die pflanzliche Ernährung hat gute Chancen, die wichtigste Ernährungsform der Zukunft zu werden. Die Entwicklungen im Gesundheitsbereich, in der Umwelt und bei der Ressourcenverfügbarkeit werden die Geschwindigkeit dieses Wandels bestimmen. Wenn sich eine Mehrheit der Menschen für eine pflanzliche Ernährung entscheidet, ist das der beste Beitrag zur Gesundheit von Menschen, Umwelt und unseres Planeten.

Danksagung

Der Autor bedankt sich bei Herrn Prof. Dr. oec. troph. Markus Keller sowie Frau M. Sc. Stine Weder für die kritische Durchsicht des Manuskripts. Frau Dr. med. Petra Bracht danke ich für zahlreiche Anregungen aus ihrer praktischen medizinischen Erfahrung. Mein Dank gilt weiterhin Herrn Stefan Bollmann für seine stets hilfreiche professionelle Begleitung für meine nunmehr dritte Schrift im Verlag C.H.Beck.

Literaturverzeichnis

Hinweis: Eine komplette, aktuelle Liste der Quellen zu allen Aussagen in dieser Schrift findet sich bei Leitzmann & Keller 2019.

Appleby P., Roddam A., Allen N., Key T.: Comparative fracture risk in vegetarians and nonvegetarians in EPIC-Oxford. Eur J Clin Nutr 61 (12), 1400–1406, 2007.

Bollmann S.: Monte Verità. München 2017.

Campbell T. C: China Study. Bad Kötzting 2011.

Campbell T. C.: Interessen. Bad Kötzting 2014.

Clarys P., Deliens T., Huybrechts I. et al.: Comparison of nutritional quality of the vegan, vegetarian, semi-vegetarian, pesco-vegetarian and omnivorous diet. Nutrients 6 (3), 1318–1332, 2014.

D-A-CH (Offizielle Ernährungsgesellschaften in Deutschland, Österreich und der Schweiz): Referenzwerte für die Nährstoffzufuhr. Bonn 2015.

Davis J.: World Veganism – past, present, and future. A collection of blogs © John Davis 2010.

Diehl H., Mildenstein K., Leitzmann C.: Health-Power. Stuttgart 2018.

Duwe K.: Anständig essen. Berlin 2011.

Elmadfa I., Leitzmann C.: Ernährung des Menschen. Stuttgart, 5. Aufl. 2015.

Elmadfa I., Singer I.: Vitamin B-12 and homocysteine status among vegetarians: a global perspective. Am J Clin Nutr 89 (5), 1693–1698, 2009.

Englert H., Siebert S. (Hrsg.): Vegane Ernährung. Bern 2016.

Foer J.S.: Tiere essen. Köln 2010.

Fritzen F.: Gemüseheilige. Stuttgart 2016.

Grabola A.: Kein Fleisch macht glücklich. München 2012.

Greger M.: How not to die. Kandern 2016.

Grube, A.: Vegane Lebensstile. Stuttgart, 2. Aufl. 2006.

Hoffmann I., Schneider K., Leitzmann C.: Ernährungsökologie. Komplexen Herausforderungen integrativ begegnen. München 2011.

Huang T., Yang B., Zheng J., Li G., Wahlqvist M. L., Li D.: Cardiovascular disease mortality and cancer incidence in vegetarians: a meta-analysis and systematic review. Ann Nutr Metab 60 (4), 233–240, 2012.

Joy M.: Karnismus. Eine Einführung. Münster 2013.

Keller M., Gätjen G.: Vegane Ernährung. Schwangerschaft, Stillzeit und Beikost. Stuttgart 2017.

Koerber K. v., Männle T., Leitzmann C.: Vollwert-Ernährung: Konzeption einer zeitgemäßen und nachhaltigen Ernährungsweise. Stuttgart, 11. Aufl. 2012.

Kristensen N. B., Madsen M. L., Hansen T. H. et al.: Intake of macro- and micronutrients in Danish vegans. Nutrition Journal 14 (115), 1–10, 2015.

Kuchenbaur A.: Vegan. Stuttgart 2015.

Leitzmann C., Dittrich K.: Bioaktive Substanzen. Pflanzenpower für das Immunsystem. Stuttgart 2003.

Leitzmann C., Keller M., Hahn A.: Alternative Kostformen. Stuttgart, 2. Aufl. 2005.

Leitzmann C., Müller C., Michel P. et al.: Ernährung in Prävention und Therapie. Stuttgart 3. Aufl. 2009.

Leitzmann C.: Vegetarismus. Grundlagen, Vorteile, Risiken. München, 4. Aufl. 2012.

Leitzmann C.: Die 101 wichtigsten Fragen zur gesunden Ernährung. München, 2. Aufl. 2013.

Leitzmann C., Keller M.: Vegetarische und vegane Ernährung. Stuttgart, 4. Aufl. 2019.

Melina V., Craig W., Levin S.: Position on Vegetarian Diets. J Acad Nutr Diet 116 (12), 1970–1980, 2016.

New S. A.: Do vegetarians have a normal bone mass? Osteoporos Int 15 (9), 679–688, 2004.

Orlich M. J., Singh P. N., Sabaté J., Jaceldo-Siegl K. et al.: Vegetarian dietary patterns and mortality in Adventist Health Study 2. JAMA Intern Med 173 (13), 1230–1238, 2013.

Piquardt J.: Lust auf Pflanzenkost. Ulm 2017.

Precht R. D.: Tiere denken. München 2016.

Rizzo, N. S., Jaceldo-Siegl K., Sabaté J., Fraser G. E.: Nutrient profiles of vegetarian and nonvegetarian dietary patterns. J Acad Nutr Diet 113 (12), 1610–1619, 2013.

Schüpbach R., Wegmüller R., Berguerand C., Bui M., Herter-Aeberli I.: Micronutrient status and intake in omnivores, vegetarians and vegans in Switzerland. Eur J Nutr 56 (1), 283–293, 2017.

Sabaté, J. (ed.): Vegetarian nutrition. Boca Raton 2001.

Sanders T. A.: DHA status of vegetarians. Prostaglandins Leukot Essent Fatty Acids 81 (2–3), 137–141, 2009.

Semler E.: Rohkost. Historische, therapeutische und theoretische Aspekte einer alternativen Ernährungsform. Dissertation, Universität Gießen 2006.

Sobiecki, J. G., Appleby P. N., Bradbury K. E., Key T. J.: High compliance with dietary recommendations in a cohort of meat eaters, fish eaters, vegetarians, and vegans: results from the EPIC-Oxford study. Nutrition research (New York, N. Y.) 36 (5), 464–477, 2016.

Strassner C.: Gießener Rohkost-Studie. Dissertation, Universität Gießen 1998.

Tonstad S., Butler T., Yan R., Fraser G.: Type of vegetarian diet, body weight, and prevalence of type 2 diabetes. Diabetes Care 32 (5), 791–796, 2009.

Waldmann A., Koschizke J. W., Leitzmann C., Hahn A.: Dietary intakes and lifestyle factors of a vegan population in Germany: Results from the German Vegan Study. Eur J Clin Nutr 57 (8), 947–955, 2003.

Watzl B., Leitzmann C.: Bioaktive Substanzen in Lebensmitteln. Stuttgart, 3. Aufl. 2005.

Yokoyama Y., Nishimura K., Barnard N. D. et al.: Vegetarian diets and blood pressure: a meta-analysis. JAMA Intern Med 174 (4), 577–587, 2014.

C.H.BECK ■ WISSEN

Zuletzt erschienen: